中医适宜技术操作入门丛书

图解

穴位埋线疗法

◉ 总　主　编　张伯礼

◉ 副总主编　郭　义　王金贵

◉ 主　　编　李　强　李迎红

中国健康传媒集团

中国医药科技出版社

U0207042

内 容 提 要

本着"看得懂、学得会、用得上"的编写原则，本书重点突出穴位埋线的临床操作技术及相关知识。全书图文并茂，更配以操作视频，用二维码的形式附于正文相应位置，方便实用，真正实现"看得见的操作、听得见的讲解"。适于广大针灸临床工作者、基层医师及中医爱好者参考使用。

图书在版编目（CIP）数据

图解穴位埋线疗法 / 李强，李迎红主编 . — 北京：中国医药科技出版社，2018.1（2025.3重印）

（中医适宜技术操作入门丛书）

ISBN 978-7-5067-9489-3

Ⅰ . ①图… Ⅱ . ①李… ②李… Ⅲ . ①埋线疗法－图解 Ⅳ . ① R244.8-64

中国版本图书馆 CIP 数据核字（2017）第 194212 号

本书视频音像电子出版物专用书号：

ISBN 978-7-88728-204-0

美术编辑 陈君杞

版式设计 也 在

出版　**中国健康传媒集团** | 中国医药科技出版社

地址　北京市海淀区文慧园北路甲 22 号

邮编　100082

电话　发行：010-62227427　邮购：010-62236938

网址　www.cmstp.com

规格　710×1000mm $\frac{1}{16}$

印张　14 $\frac{1}{4}$

字数　213 千字

版次　2018 年 1 月第 1 版

印次　2025 年 3 月第 5 次印刷

印刷　北京盛通印刷股份有限公司

经销　全国各地新华书店

书号　ISBN978-7-5067-9489-3

定价　**45.00 元**

王序

  中医药是中国古代科学技术的瑰宝，是打开中华文明宝库的钥匙。一直以来，中医药以独特的理论、独特的技术在护佑中华民族健康中发挥着独特的作用。正如习近平总书记在全国卫生与健康大会上所强调的，中医药学是我国各族人民在长期生产、生活和同疾病做斗争中逐步形成并不断丰富发展的医学科学，是我国具有独特理论和技术方法的体系。

  "千淘万漉虽辛苦，吹尽狂沙始见金。"从针刺到艾灸，从贴敷到推拿，从刮痧到拔罐，这些技术经过历史的筛选，成为中医药这个宝库中的珍宝，以其操作便捷、疗效独特、安全可靠受到历代医家的青睐，并深深地融入人民群众的日常生活中。这些独特的技术不仅成为中医药独特的标识基因，更成为人民群众养生保健、疗病祛疾的重要选择。

  党的十八大以来，以习近平同志为核心的党中央把中医药提升到国家战略高度、作为建设健康中国的重要内容，提出了一系列振兴发展中医药的新思想、新论断、新要求，谋划和推进了一系列事关中医药发展的重大举措，出台了《中华人民共和国中医药法》，印发了《中医药发展战略规划纲要（2016—2030年）》，建立了国务院中医药工作部际联席会议制度，发表了《中国的中医药》白皮书，推动中医药从认识到实践的全局性、深层次的变化。

  刚刚胜利闭幕的党的十九大，作出了"坚持中西医并重，传承发展中医药事业"的重大部署，充分体现了以习近平同志为核心的党中央对中医药工作的高度重视和亲切关怀。这为我们在新时代推进中医药振兴发展提供了遵循、指明了方向。

习近平总书记指出，坚持中西医并重，推动中医药与西医药协调发展、相互补充，是我国卫生与健康事业的显著优势。近年来，我们始终坚持以人民为中心的发展思想，按照深化医改"保基本、强基层、建机制"的要求，在基层建立中医馆、国医堂，大力推广中医适宜技术，提升基层中医药服务能力。截至2016年底，97.5%的社区卫生服务中心、94.3%的乡镇卫生院、83.3%的社区卫生服务站和62.8%的村卫生室能够提供中医药服务。"十三五"以来，我们启动实施了基层中医药服务能力提升工程"十三五"行动计划，把大力推广中医适宜技术作为工作重点，并提出了新的更高的要求。

在世界中医药学会联合会中医适宜技术评价与推广委员会、中国健康传媒集团和天津中医药大学的大力支持下，张伯礼院士、郭义教授组织专家对21种中医适宜技术进行了系统梳理，包括拔罐疗法、推拿罐疗法、皮肤针疗法、火针疗法、刮痧疗法、耳针疗法、电针疗法、水针疗法、微针疗法、皮内针疗法、子午流注针法、刺络放血疗法、穴位贴敷疗法、穴位埋线疗法、艾灸疗法、自我康复推拿、小儿推拿、推拿功法、伤科病推拿、内科病推拿、食养食疗法，从基础理论、技法介绍、临床应用等方面详细加以阐述，编纂成《中医适宜技术操作入门丛书》。该丛书理论性、实用性、指导性都很强，语言通俗，图文并茂，还配有操作视频，适合基层医务工作者和中医爱好者学习使用。

希望这套丛书能够让中医适宜技术"飞入寻常百姓家"，更好地造福人民群众健康，为健康中国建设作出贡献。

国家卫生计生委副主任
国家中医药管理局局长
中华中医药学会会长
2017年10月

张序

2016 年 8 月，全国卫生与健康大会在北京召开。这是新世纪以来，具有里程碑式的卫生工作会议，吹响了建设健康中国的号角。习近平总书记出席会议并发表重要讲话。他强调，没有全民健康，就没有全面小康。要把人民健康放在优先发展的战略地位，以普及健康生活、优化健康服务、完善健康保障、建设健康环境、发展健康产业为重点，加快推进健康中国建设，为用中国式办法解决世界医改难题进行了具体部署。

习近平总书记指出，在推进健康中国建设的过程中，要坚持中国特色卫生与健康发展道路。预防为主，中西医并重，推动中医药和西医药相互补充、协调发展，努力实现中医药健康养生文化的创造性转化、创新性发展。中医药要为健康中国建设贡献重要力量。

中医药学是中华民族在长期生产与生活实践中认识生命、维护健康、战胜疾病的经验总结，是中国特色卫生与健康的战略资源。广大人民群众在数千年的医疗实践中，积累了丰富的防病治病经验与方法，形成了众多有特色的中医实用适宜技术。前几十年，由于以药养医引致过度检查、过度医疗，使这些适宜技术被忽视，甚至丢失。这些技术简便验廉，既可以治病，也可以防病保健；既可以在医院使用，也可以在社区家庭应用，在健康中国的建设中大有可为，特别是对基层医疗单位具有重要的实用价值。

记得 20 世纪六七十年代有一本书，名为《赤脚医生手册》，这本深紫色塑料皮封面的手册，出版后立刻成为风靡全国的畅销书，赤脚医生几乎人手一册。从常见的感冒发热、腹泻到心脑血管疾病和癌症；从针灸技术操作、中草药到常用西药，无所不有。在长达 30 年的岁月里，《赤脚医生手册》不仅在经济不发达的缺医少药时代为我们国家培养了大量赤脚医生和基层工作人员，解决了几亿人的医疗问题，立下汗马功劳，这本书也可以说是全民健康指导手册。

编写一套类似《赤脚医生手册》的中医适宜技术丛书是我多年的夙愿。现在在医改深入进程中，恰逢其时。因此，我们组织天津中医药大学有关专家，在世界中医药学会联合会中医适宜技术评价和推广委员会、中国针灸学会刺络与拔罐专业委员会的大力协助下，在中国医药科技出版社的支持策划下，对千百年来医家用之有效、民间传之已久的一些中医适宜技术做了比较系统的整理，并结合医务工作者的长期实践经验，精心选择了 21 种中医适宜技术，编撰了这套《中医适宜技术操作入门丛书》。

丛书总体编写的原则是：看得懂，学得会，用得上。所选疗法疗效确实，安全性好，针对性强，重视操作，力求实用，配有技术操作图解，清晰明了，图文并茂，并把各技术操作方法及要点拍成视频，扫二维码即可进入学习。本丛书详细介绍了各种技术的操作要领、操作流程、适应证和注意事项，以及这些技术治疗的优势病种，使广大读者可以更直观地学习，可供各级医务工作者及广大中医爱好者选择使用。当然，书中难免会有疏漏和不当之处，敬请批评指正，以利再版修正。

中国工程院院士

天津中医药大学校长　　张伯礼

中国中医科学院院长

2017 年 7 月

前言

中医是中华民族在长期的生产与生活实践中认识生命、维护健康、战胜疾病的宝贵经验总结。广大人民群众在数千年的医疗实践中积累了丰富的防病治病的方法，从而形成了众多中医特有的实用疗法。它们是我国传统医学宝库中的一大瑰宝，也是中医学的重要组成部分。

为了继承和发扬这些中医特有的宝贵经验，普及广大民众的医学保健知识，满足广大民众不断增长的自我保健需求，中国医药科技出版社和世界中医药学会联合会组织有关专家，根据中医药理论，对千百年来民间传之已久、医家用之于民、经实践反复验证而使用至今的一些中医实用技术做了系统整理，并结合医务工作者们的长期实践经验，精心选择了 21 种中医实用疗法，编撰了这套《中医适宜技术操作入门丛书》。

本丛书所选疗法疗效确实，针对性强，有较高的实用价值。本着"看得懂，学得会，用得上"的原则，我们在编写过程中重视实用和操作，文中配有操作技术的图解，语言表达生动具体、清晰明了，力求做到图文并茂，并把各技术操作方法及要点拍成视频，主要阐述它们的技术要领、规程、适应证和注意事项，使广大读者可以更直观更简便地学习各种技术的具体操作流程。这些适宜技术不但能够保健治病，在关键时刻还可以救急保命，具有疗效显著、取材方便、经济实用、操作简便、不良反应少等特点，非常适合基层医疗机构推广普及，有的疗法老百姓也可以在医生的指导下用来自我治病和保健。

本丛书在编写过程中得到了世界中医药学会联合会和中国医药科技出版社的大力支持，中医界众多同道也提出了许多有建设性的建议和指导，由于条件有限，未能一一列出，在此我们深表谢意。由于编者水平有限，书中难免会有疏漏和不当之处，敬请批评指正。

丛书编委会

2017 年 7 月

编写 说明

　　穴位埋线疗法是在传统医学理论指导下，将羊肠线或高分子可降解生物材料等线体埋植在体内，以持续刺激腧穴或特定部位，达到防治疾病目的的一种新兴针灸疗法。穴位埋线疗法集针刺、刺血、组织疗法等多种作用于一身，操作安全简便，以线代针，刺激持久，疗效显著，患者易于接受，深受广大临床医生的喜爱，被广泛运用于临床。

　　穴位埋线疗法是针灸疗法在临床上的延伸和发展，是中西医相结合所结出的硕果，无论是从理论体系，还是临床实践，都离不开中医针灸学，是传统针灸疗法的创新，追源溯古，其来源于针灸学中的"留针法"。古书所云"静以久留""留针经久，热气当集""病滞则久留针"等等，是指留针可增强针刺感应及延长刺激作用时间，以提高针刺疗效，此为穴位埋线疗法之理论依据。穴位埋线疗法新生于中华人民共和国成立后60年代的穴位埋藏疗法。经过短短几十年的发展，通过广大针灸医家的临床实践和努力，埋线针具逐步优化，埋线所用线体逐渐改进，埋线技术不断进步，临床水平逐步提高，穴位埋线疗法的应用范围不断扩大。穴位埋线在临床上可治疗慢性消化系统疾病、癫痫、中风偏瘫等慢性顽固性疾病，效果显著。随着疾病谱的改变，治疗范围扩大，治疗病种逐渐增多，涉及内、外、妇、儿、皮肤、五官等各科，穴位埋线疗法的发展呈现欣欣向荣之势。

大量研究表明，穴位埋线疗法发挥效应离不开腧穴局部神经、血管、化学物质以及经脉循行。埋线可以直接刺激神经，信息传入到大脑皮层产生酸麻胀重感而下传到效应器官发挥效应；而埋线本身及羊肠线的消化吸收过程也可以引起化学物质分泌，而分泌的化学物质又可刺激神经；埋线针也可直接刺激血管，释放化学物质。由此可见，埋线疗法的针刺样刺激、经络腧穴的作用，以及羊肠线本身持久的刺激及在体内的吸收过程，相互影响、相互作用而发挥效应，从而提高了临床疗效。

本书图文并茂，旨在为穴位埋线从业人员加强专业知识，规范临床技能操作，提高诊疗水平。在编写过程中本着能"看得懂、学得会、用得上"的原则，注重理论、操作与临床应用相结合，务求使内容深入浅出、易懂易学。全书共分三篇，分别为基础篇、技法篇和临床篇。基础篇主要介绍穴位埋线疗法的起源和发展历程，以及穴位埋线疗法的作用、作用原理及理论基础等相关基础知识；技法篇主要介绍穴位埋线的针具、各种埋线方法及埋线注意事项，及埋线疗法的适应证、禁忌证等；临床篇为穴位埋线疗法临床实践指南，详细介绍了内科、妇儿科、皮外骨伤科、五官科等各科疾病的概述、病因病机、取穴和穴位埋线操作，应用性强。最后，附录介绍了常用穴位病症索引。书中介绍的穴位埋线标准操作方法和腧穴定位均来源于中国国家标准化管理委员会颁布的中华人民共和国标准。其中，穴位埋线技法操作遵循《针灸技术操作规范第10部分：穴位埋线》（GB/T21709.10-2008），腧穴定位遵循《腧穴名称与定位》（GB/T12346-2006），此外还参考相关国家标准有：《一次性使用医疗用品卫生标准》（GB15980-1995）、《一次性使用无菌注射针》（GB15811-2001eqvISO7864：1993）、《消毒与灭菌效果的评价方法与标准》

（GB15981-1995），以及中华人民共和国医药行业标准《一次性使用无菌注射针－识别色标》（YY/T0296-1997idtISO6009：1992）、《可吸收性外科缝线》（YY1116-2010）等。本书力求使穴位埋线从业人员对穴位埋线疗法能"知其医理，熟其操作、践行临床"，从而真正能掌握一门技术。为便于读者学习，我们还制作了穴位埋线疗法的操作视频随书附上。

感谢天津中医药大学郭义教授，负责整体设计和质量监控，同时对编写提出了宝贵意见，在书稿、图片和操作视频拍摄各方面为编委会提供了大量的帮助。本书由李强（湖南中医药高等专科学校）、李迎红（湖南工业大学）主持编写与统稿，第一、二章由李迎红（湖南工业大学）、李敏（湖南中医药高等专科学校）编写；第三、四、五章由李强、董小艳（湖南中医药高等专科学校）以及何芹芹（天津中医药大学）编写；第六章由徐媛、张阔、陈然然（天津中医药大学）、陈付艳（天津中医药大学第一附属医院）以及曾姣飞（湖南中医药高等专科学校）编写。全书图片由章明星、张阔、徐媛、孙雨颉（天津中医药大学）以及李强（湖南中医药高等专科学校）选样修绘。本书配套视频的脚本编写和录制由李强、李迎红、章明星、张阔、徐媛、何芹芹、孙雨颉完成。

本书在编写过程中，由于编写时间紧，收集的资料不甚全面，加之编写者的经验和水平有限，书中不免有不足之处，恳请同道及读者提出宝贵意见，以便今后再版修订。

编　者

2017 年 6 月

目录
CONTENTS

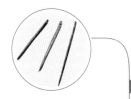

001~022

基础篇

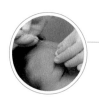

图解
穴位埋线疗法
TUJIE
XUEWEI
MAIXIAN
LIAOFA

023~054

技法篇

技法篇

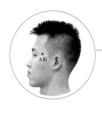

临床篇

图解
穴位埋线疗法
TUJIE
XUEWEI
MAIXIAN
LIAOFA

临床篇

附录

穴位埋线疗法

是在传统医学理论指导下，将羊肠

线或高分子可降解生物材料等线体埋植在体

内，以持续刺激腧穴或特定部位，达到防治疾病目

的的一种新兴针灸疗法。穴位埋线疗法基于针灸学中的

"留针法"。《素问·离合真邪论》曰："静以久留。"《黄帝内经

太素》曰："有寒痹等在分肉间者，留针经久，热气当集，此为

补也。"《针灸大成》亦云："病滞则久留针。"是指针下气至后，

让其自然地留置穴内，延时出针，可加强针刺感应及延长刺激

作用时间，以提高针刺疗效，此为穴位埋线之理论依据。穴位

埋线疗法的理论基础主要是经络与腧穴理论和留针法。穴

位埋线疗法集针刺、刺血、组织疗法等多种作用于一

身，操作安全简便，以线代针，刺激持久，选穴

求精，疗效显著，患者易于接受，目前

广泛运用于临床各科中。

基础篇

关键词

○穴位埋线疗法

○留针法

○理论基础

○作用特点

第一章 历史源流

穴位埋线疗法是传统针灸疗法的创新，追源溯古，萌芽于远古，来源于留针法，新生于20世纪60年代的穴位埋藏疗法。经过短短几十年，穴位埋线疗法无论从针具的优化还是线体的改进，都取得了长足的进展，呈现欣欣向荣之势。

第一节　起源

穴位埋线疗法是指将线体埋入相关穴位，使其产生持续刺激作用而替代针灸留针治疗的方法，是针灸疗法在临床上的延伸和发展，是中西医相结合所结出的硕果。无论是从理论体系，还是临床实践，该疗法都离不开中医针灸学。故穴位埋线疗法追溯起源，还是得从针灸说起。针灸疗法起源于远古时代，其作为一门独立学科的发展离不开理论体系的进一步完善及针具的更新和优化。

首先，针灸疗法的发展离不开针具的发展。早在石器时代，人们便知道以砭石治病，砭石是经过磨制而成的原始工具，即为最初的针具，《说文解字》云："砭，以石刺病也。"关于砭石的记载有很多，如《山海经》曰："高氏之山，其上多玉，其下多箴石。"晋·郭璞注："可以为砥（砭）针，治痈肿者。"《素问·异法方宜论》曰："东方之域……其病皆为痈疡，其治宜砭石。"唐·王冰注："砭石，谓以石为针也。"砭石的实物，在1963年的考古工作中有了新发现：在内蒙古自治区多伦旗头道洼新石器时代遗址出土了一根磨制的石针，长4.5cm，一端有锋，呈四棱锥形，经考古与医史专家鉴定，这枚石针出于距今1万年前至四千年前的新石器时代，认为它是针刺的原始工具——砭石（图1-1）。由此可见，针灸学萌芽于石器时代。

从古至今，针灸针具一直在发展。古代的针具除砭石之外，还有骨针、竹针、陶针的应用。在新石器时代遗址中，发现有不少各种各样的骨针（图1-2），这些骨针，也很可能作为医疗工具使用。此外，在古代某一时期，还有竹制针具存在。仰韶文化时期，黄河流域发展了彩陶文化，随之出现了陶针。夏商周时代，随着青铜器的广泛应用，为针具的改进提供了条件，于是就有了金属针，首先是青铜针的出现，《内经》中记述的"九针"（图1-3）就萌芽于这个时期。随着冶炼术的发展，春秋时代出现了铁器，接着就有了铁针、金针（图1-4）、银针等。从战国到秦汉，砭石才逐渐被金属针取代，标志着针具的发展取得了突破性进展。随着自然科学的飞速进步，针具进一步发展，毫针均采用不锈钢针（图1-5），在毫针的基础上，水针（图1-6）、皮肤针（图1-7）、皮内针（图1-8）等逐步广泛运用于临床。

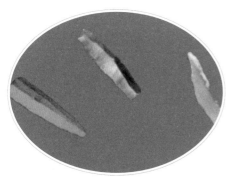

图1-1 砭石——最早的针具

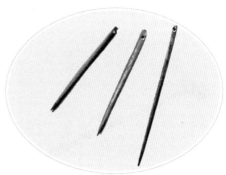

图1-2 骨针——新石器时代

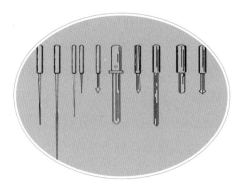

图1-3 九针

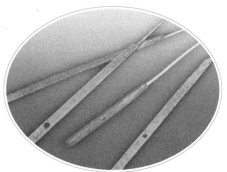

图1-4 金针——汉朝刘胜墓出土

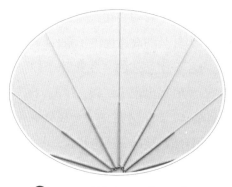

图1-5 不锈钢针——常用针灸针

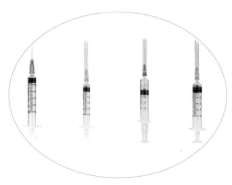

图1-6 水针

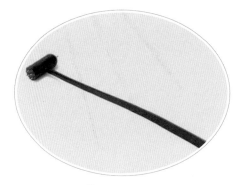

图1-7 皮肤针

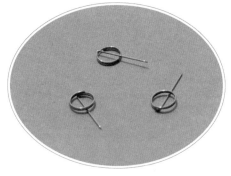

图1-8 皮内针

针灸理论的形成和发展对整个针灸史来说也尤为重要。针灸学术的发展经历了一个漫长的时期。《黄帝内经》对针灸医学作了比较系统的总结，为后世针灸学术的发展奠定了基础，是我国针灸发展史上的第一座丰碑。《难经》进一步丰富充实了针灸学的基础理论，在阐述经络学说中的奇经八脉理论，腧穴中的八会穴、五输穴理论，刺灸学中的针刺补泻手法、得气等方面均有突出成就，使针灸基础理论更加系统和全面。皇甫谧《针灸甲乙经》是继《内经》以后对针灸学的又一次总结，是现存最早的一部针灸学专著，是针灸发展史上的第二座丰碑。其中共收 349 穴，按脏腑、气血、经络、腧穴、脉诊、刺灸法和临床各种病证针灸等次序编辑，成为我国现存的最早而较全面的系统针灸专著，对国外影响也较大。纵观我国一千多年来的众多针灸学家，在针灸学术上的成就和建树，无不源于《内经》《难经》《针灸甲乙经》，无不是对三本书内容的补充和发挥。这三本书是针灸学共同的学术渊源和理论基础，在针灸学上的成就及影响最为深远。宋·王惟一的《铜人腧穴针灸图经》考证了 354 个腧穴，刻于石碑供人拓印，以后又铸造了两具针灸铜人模型，供学习和考试，促进了经络腧穴理论知识的统一和针灸学的发展。明·杨继洲《针灸大成》汇集了明以前的针灸著作，总结了临床经验，内容丰富多彩，是后世学习针灸的重要参考书，并且是继《内经》《针灸甲乙经》以后对针灸学的又一次总结，是针灸发展史上的第三座里程碑（图 1-9）。清·李学川《针灸逢源》强调辨证取穴、针药并重，

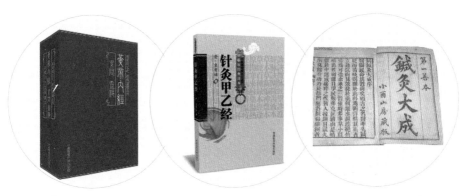

图 1-9　针灸发展史三座里程碑——《黄帝内经》《针灸甲乙经》《针灸大成》

并完整列出了 361 个经穴。近代针灸学家承淡安著《中国针灸学》，他除了继承古代针灸学术以外，还开创了利用科学知识和技术发展的尝试，成为近代中西汇通的代表人物。

新中国成立后，迎来了针灸学术的蓬勃发展时期。现代针灸家在认真发掘古代针灸学术的基础上，运用现代科学知识和方法进行总结、研究和拓展，穴位埋线疗法就是这样应运而生的。由此可见，从渊源上说，穴位埋线疗法是中医针灸的一个分支，其技术基础是基于针灸治疗中的"留针法"。针灸治疗时，外力对穴位产生刺激，一旦针离开穴位后，对穴位的刺激就随之消失了。那么，对于一些慢性、顽固性疾病，单纯针刺疗法效果不太确切时，将针留置在穴位中可加强针刺感应和延长刺激时间，也可取到久留候气的目的，这就是"留针法"。以此为基础，20 世纪 60 年代初，产生了穴位埋藏疗法——穴位埋线雏形。穴位埋藏疗法是一种长效针灸疗法，弥补了单纯针刺原有的留针时间短、扎针次数多、疗效不持久的不足。最初的埋藏物有羊、鸡、兔等动物的肾上腺、脑垂体、脂肪、药物、钢圈、磁块等，随着科技进步，人们便摒弃了这些埋藏物，集中使用可吸收性外科缝线——羊肠线，由此逐渐演变为穴位埋线疗法。

第二节　发展历程

早期的穴位埋线疗法，没有专门的埋植器械，是将羊肠线通过割埋法、切埋法、扎埋法和穿线法等方式植入穴位，故早期的埋线疗法，不仅需要局部麻醉，而且有较大的创伤性，在使用过程中有一定的局限性。后来，腰椎穿刺针也被用于埋线操作，在技术上有一定的进步，但由于针体粗大，也被逐步淘汰。临床中针灸医生使用 9 号埋线器针头进行穴位埋线操作，操作简单，创伤少，被广泛运用于临床。尤其是一次性专用埋线针的研制成功，大大促进了穴位埋线疗法的发展。

一、埋藏物体的发展

穴位埋线疗法之初所用的埋藏物主要是动物的肾上腺、脑垂体、脂肪以及钢圈、磁块等，这些埋藏物使用时间较短，但随着科技进步，逐步被可吸收的羊肠线所代替。羊肠线作为异体蛋白组织能对穴位产生持久而温和的刺激，且价格便宜，来源方便，被广泛使用于穴位埋线疗法中。但是随着穴位埋线疗法的广泛使用，发现使用羊肠线埋植过程中有少数患者发生蛋白过敏反应，并在埋线部位产生结节等不良反应。

随着新材料、新技术、新应用的不断涌现，生物医学材料已经成为当今材料学研究最活跃的领域之一。目前已能合成出具有优良性能的材料，并已经应用到各个医学领域，当前生物材料研究中的一个重要趋势是发展可降解聚合物的应用。其中最广泛的应用是应用高分子生物医学材料作为药物控释体系的载体材料和体内短期植入物，其特点是所用高分子材料都是天然材料，而且可以在体内降解，如聚乳酸（PLA）、聚羟基乙酸（PGA）及共聚物（PLGA）等。现代高分子科学可有目的地合成具有各种功能的可生物降解的高分子材料，与活性组织和细胞有机结合及相互作用，发挥治疗作用。

随着现代生物材料的发展，在传统羊肠线植入的基础上，选用了 PLGA 等一系列生物高分子可降解材料线体用于埋植治疗，PLGA 是经过功能化处理制备的最先进的非动物源性微创埋线材料，故采用高分子可降解材料进行埋线，逐步实现了该疗法对穴位刺激强度和时间的可控性，增强了安全性，为临床应用带来了极大的方便，逐步被更多的针灸医家所使用。

二、埋线工具的发展

早期的穴位埋线疗法创伤较大，多采用割埋法、切埋法、穿线法，埋线工具需用到手术刀、血管钳、小拉钩、三角缝合针等，局部需采用局部麻醉，患者不易接受。随着埋线技术的进步，穴位埋线逐步采用注线法，工具多采用套管针，多由一次性使用无菌注射针，配适当粗细的磨平针尖的针灸针改造而成，或者用适当型号的腰椎穿刺针，或者一次性埋线针。（具体详见本书技法篇。）

三、学术发展

穴位埋线疗法的开始运用须从小儿脊髓灰质炎的治疗说起。在 20 世纪 60 年代中期，我国当时的针灸工作者在治疗小儿脊髓灰质炎的过程中将羊肠线埋藏在体内腧穴中，发现埋线一次治疗时间可持续 1 个月以上，治疗次数大大缩减。1965 年，穴位埋线疗法的第一篇论文见诸期刊，至 20 世纪 70 年代初，各类中西医刊物上发表的关于埋线治疗小儿脊髓灰质炎的报道已达十余篇。经过几十年的发展，通过广大针灸医家的临床实践和努力，埋线队伍迅速扩大，临床教学相长，科研技术进步；埋线技术不断进步，临床水平逐步提高，穴位埋线疗法的应用范围不断扩大。穴位埋线在临床上可治疗慢性消化系统疾病、癫痫、中风偏瘫等慢性顽固性疾病，效果显著。随着疾病谱的改变，治疗范围扩大，治疗病种逐渐增多，涉及内、外、妇、儿、皮肤、五官等各科。据不完全统计，从穴位埋线疗法产生以来，全国各级期刊发表了大量的学术论文，检索 1979 年至今的国内相关文献、学术论文超过了 5000 篇，其中近 10 年的为 3000 多篇，可见发展之迅速。期刊中发表的关于埋线治疗肥胖、慢性疲劳综合征、颈椎病、腰椎间盘突出症、心悸、慢性便秘、失眠等病的文章较多，也极具学术价值。

1991 年，穴位埋线疗法的第一部专著问世，是由温木生编著的《实用穴位埋线疗法》，该书总结了穴位埋线疗法创立以来的经验和成果，引起了巨大反响。2001 年，温木生又与郑祥容编著了《埋线疗法治百病》，对埋线疗法的起源、作用机制、特点和应用做了有益的探讨，并首次介绍了埋线疗法与其他针灸、针刺疗法相辅相成治疗相关疾病的尝试和体会，并详细介绍了临床各科 140 种疾病的穴位埋线疗法及其体会。此后《微创穴位埋线实用技术》《埋线美容塑形实用技术》《现代穴位埋线与美容》等著作相继问世，将穴位埋线疗法扩展延伸到美容、塑形和美体的领域，具有划时代的意义。

由此可见，穴位埋线疗法经过数十年的发展，无论从临床、科研、教学，还是推广培训等方面，已经取得了令人瞩目的成绩，呈现欣欣向荣之势。但目前，全国埋线疗法的从业者众多，逐步出现了从业人员良莠不齐、技术操作各有差异的现象，由于操作不当而引起的不良反应及意外也慢慢呈现。进一步规范穴位埋线操作，促进穴位埋线疗法健康、快速、有序地发展，是当今医者之责任，也是今后必须重视的一项重要工作。

第二章　理论基础

　　穴位埋线疗法是一种集多种疗法、多种效应于一体的复合性治疗方法。该疗法将线体植入相应腧穴，通过线体对腧穴的长期持续刺激作用，以提高腧穴的兴奋性和经络的传导性，激发经气，调节气血，扶正祛邪，平衡阴阳，调节机体有关脏腑器官功能趋于平衡的作用，从而对机体达到良性、双向性调节的作用。

第一节　作用原理

一、经络腧穴的放大效应

　　穴位埋线疗法直接作用于腧穴，故其发挥效应离不开经络和腧穴。众所周知，腧穴即穴位，古时也称作节、孔、会、气穴、气府、骨空、穴道等。《素问·气府论》称腧穴为"脉气所发"，《灵枢·九针十二原》则说："所言节者，神气之所游行出入也。"《千金要方》曰："凡孔穴在身，皆是脏腑荣卫血脉流通，表里往来，各有所主。"《千金翼方》又载："凡孔穴是经络所行往来处，引气运入抽病也。"由此可见，腧穴是经络所行经过留止之处，是经络中气血集中之处，气血经此"游行出入"而渗灌濡养五脏六腑、四肢百骸，而此处气血的运行也是最流畅的，容易"引气运入"而达到"抽病"之目的。换言之，腧穴是人体脏腑经络之气输注出入的特殊部位，是组成经络并赋予生命动力的活性点，既是疾病的反应点，又是针刺、灸疗、罐法、推拿等临床的刺激点。该点极可能蕴藏着调节人体整体结构的部分成分和未知的功能，一旦当人们以极小的物理或机械动能刺激该点时，就能激发出整体极大的固有调节潜能，达到防治疾病的目的。也就是说腧穴既能反应病证，又能接受刺激，还能对外界针灸刺激呈现"小刺激大反应"。穴位接受针灸物理刺激后将其转化为生物学信息，在这个过程中，穴位起到换能器、放大器的作用，有如物理学中的"多米诺骨牌效应"，在一个相互联系的系统中，一个很小的初始能量就可能产生一连串的连锁反应，这与穴区具有"五多"的特性密切相关——穴区神经多、血管多、肥大细胞多、Ca^{2+} 多、能量代谢旺盛，这"五多"的局部特异性可能是穴位放大效应的关键因素。

当然，腧穴的放大效应离不开经脉线的传导。"经脉者，所以决死生，处百病，调虚实，不可不通"，可见经脉的重要性是显而易见的。《灵枢·九针十二原》又提到："刺之要，气至而有效。"这就是说，针刺发挥效应的要领是激发经气的传导，气至病所，就能产生较好疗效。也可以理解为，刺激经脉线上的一个点（腧穴），通过经脉线的循经感传，能把一点的刺激放大成一条线而发挥效应。针刺腧穴在局部启动后，到发挥效应，离不开经脉线的传导，亦离不开复杂网络途径（神经－内分泌－免疫调节网络）的传导整合，经脉线是穴位放大效应的关键因素之一，能将一点的刺激"传"至与其相联系的脏腑组织、各级神经中枢以及靶器官，从而发挥其放大效应。

穴位埋线疗法与针刺一样，均是直接作用于穴位，而且相对于毫针刺法而言，是更强更久地刺激穴位，故其发挥效应离不开腧穴、经络两个关键要素，即通过"穴位感在局部（腧穴局部特异性），经络传致远方（经络系统循行分布）"而发挥其放大效应。

二、针刺效应

穴位埋线疗法是针法灸法的重要组成部分，作为穴位刺激疗法，同样可起到针刺样效应以防治疾病。埋线时，将埋线针直接刺入相应腧穴，埋线针其实本身就是一种新型的针具，当刺入体内，同样会产生酸麻胀重等针感，产生针刺样作用。普通毫针刺法，针刺入腧穴后往往要通过提插、捻转等行针手法获得针感，而穴位埋线疗法由于其针具粗大，刺激感更强，当埋线针刺入腧穴相应深度，不采取任何行针手法便会出现较强的针感，其针感可往四周，也可沿着经脉线进行传导。并且，埋线针到达一定深度后，将羊肠线植入，羊肠线持久地刺激腧穴，针感可一直保留至线体吸收，故其针刺样效应更持久。

三、埋线持续效应

《灵枢·终始》曰："久病者……深内而久留之。"张景岳释曰："久远之疾，其气必深，针不深则隐伏，病不能及，留不久则固结之邪不能散也。"故针灸临床中，为了使之得气或诱发循经感传，延长针效时间，同时为多次施行补泻手法创造条件，多采用留针之法。在临床埋线中，根据病情需要、部位不同，会选择不同粗细、不同长短的羊肠线进行植入。那么，不同粗细及长短的羊肠线，在体内软化、分解、液化和吸收的时间也不同，再加上患者的体质因素，一般而言，羊肠线在体内的吸收时间为7~30天不等。在羊肠线的吸收过程中，其可代替针具在较长时间内缓缓刺激穴位，如若需要加大刺激，可结合腧穴局部的按揉，这样腧穴刺激的时间就会延长，从而大大提高了刺激量，进而弥补了针刺不宜久留的缺点，能大大减少就诊次数，巩固疗效。通过持久的良性刺激，也可大大激发机体神经－内分泌－免疫调节网络，让机体的状态往良性方向发展。

四、刺血效应

"脉者，血之府也"，穴位与血管的关系密切。血脉周行于全身，而穴位处的血管分布较非腧穴部的数量多，现代研究认为约45.5%的穴位正位于大血管周围，其中 18.6% 穴位正位于大血管上。组织学切片观察到穴位处的小血管和毛细血管网在皮下组织内异常丰富，约占 99.6%，又可见到丰富的血管神经集束，穴位血管立体观察表明穴位周围的血管袢分布及毛细血球的数量同非穴位处有差异。腧穴处的血管分布丰富，当腧穴受到刺激后，直接或间接促进血管活性物质的释放，通过血脉周流全身，从而使局部刺激所产生的效应物质传递至更广的区域，而起到放大作用。

由此可见，穴位处血管本身就较丰富，再由于穴位埋线针具粗大，操作时刺到血络的概率增大，往往伴随着埋线针的拔出，针眼处有少量渗血或出血，这就产生了刺血效应。《素问·调经论》曰："视其血络，刺出其血，无令恶血得入于经，以成其疾。""血去则经隧通矣"（《素问·三部九候论》王冰注），说明刺血有良好的治疗作用。刺血可改变局部血色，对血管的流变、流速都具有改善作用。研究表明，刺血可缓解血管痉挛，可改善局部微循环。微循环是直接参与组织、细胞物质、信息、能量传递的血液、淋巴液、组织液的流动，包括血液循环、淋巴液循环及组织液循环，其主要功能是为各组织细胞输送养料和运送代谢产物。有研究指出，正常生理状态下，机体中只有少量的毛细血管处于开放状态，受到针刺等刺激时，在刺激的局部可呈现更多的毛细血管。因此我们可以推测，当机体局部受到埋线这一刺激时，可能会使局部毛细血管数量增加，从而起到改善局部循环，加速代谢的作用，进而改善组织缺血缺氧状态，进一步激发和调动体内免疫功能和防御机制。

五、组织疗法效应

组织疗法是将一些异种组织埋入体内，利用人体对其产生的排斥反应，对穴位产生生物化学刺激，来治疗疾病的一种方法。羊肠线是羊的肠衣加工制作而成，是异体组织蛋白，将其埋入穴位内，相当于异种移植，可使人体产生变态反应，使淋巴细胞致敏，其细胞又与体液中的抗体、巨噬细胞等反过来破坏、分解、液化羊肠线，使之变为多肽、氨基酸等，最后被吞噬吸收，同时产生多种淋巴因子。这些抗原刺激物对穴位产生生理物理及生物化学刺激，使局部产生变态反应和无菌性炎症，甚至出现全身反应，从而既是刺激局部产生效益，也能影响到全身，提高人体的应急能力，激发机体的免疫功能，调节相关脏器功能，使身体功能活动趋于平衡而达到防治疾病之目的。现代研究表明，埋线可明显调节机体免疫球蛋白水平，能让免疫球蛋白的水平趋向正常，具有双向的良性调节作用。

综上可见，穴位埋线发挥效应离不开腧穴局部神经、血管、化学物质以及经脉循行，而它们之间可构成复杂的神经－内分泌－免疫调节网络，它们之间是相互联系、相互作用的。埋线可以直接刺激神经，信息传入到大脑皮层产生酸麻胀重感而下传到效应器官发挥效应；而埋线本身及羊肠线的消化吸收过程也可以引起化学物质分泌，而分泌的化学物质又可刺激神经；埋线针也可直接刺激血管，释放化学物质。由此可见，埋线疗法的针刺样刺激、经络腧穴的作用，以及羊肠线本身持久的刺激及在体内的吸收过程，是通过相互影响、相互作用而发挥效应的。

第二节　作用及特点

一、作用

穴位埋线是在传统针灸的基础上发展起来的具有综合效应的穴位刺激疗法，其治疗作用广泛，对内、外、妇、儿、五官、伤科等各科 100 多种疾病均有疗效，可达到协调脏腑，平衡阴阳，疏通经络，调和气血，补虚泻实，扶正祛邪之功。

疏通经络

经络运行不畅，会导致经络病变的产生，气血壅滞而发为疾病。穴位埋线疗法直接作用于腧穴，通过针刺样作用及羊肠线的持续刺激，可激发经气，促进气血的运行而达到疏通经络之目的。以胃痛为例，在足三里穴埋线，可疏通胃经之经气而缓解疼痛。

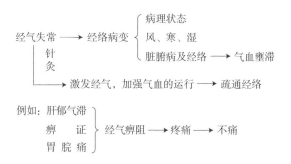

扶正祛邪

扶正即扶助正气，增强体质，提高机体的抗病能力；祛邪即祛除致病因素，使邪恶祛而正安。埋线疗法的针刺效应和刺血效应，具有较强的刺激性，往往能对病邪起到疏泻之作用；埋线后羊肠线的持久刺激引起的组织疗法效应相对较缓和，往往对身体功能低下的患者能达到补益之目的。在临床治疗过程中，可通过腧穴的选择、手法的强弱及羊肠线的粗细而达到相应目的。一般而言，若需达到补益的效果，多选择补益的穴位，如气海、关元、足三里等，操作时宜轻，羊肠线宜细短。反之，若要以泻邪为目的，多选择偏泻的穴位，如曲池、大椎等，操作时宜重，羊肠线可相对较粗长。

调整阴阳

"阴阳者，天地之道也，万物之纲纪，变化之父母……"调理阴阳是针灸治疗疾病的根本原理，当机体阴阳不平衡时，便会产生一系列疾病。穴位埋线就是通过作用于经络腧穴，选择恰当的穴位，如阴虚者加滋阴要穴三阴交，配合不同刺激强度的操作手法，使亢进的功能受到抑制，使低下的功能得到增强，纠正阴阳的偏胜偏衰状态，使之恢复平衡。

穴位埋线 → 经络腧穴 } → 配伍+针刺手法 → 疏通经络调和气血 } → 调理阴阳

二、特点

以线代针刺激持久

穴位埋线疗法是在"留针法"的基础上发展而来，源于针刺疗法，但用羊肠线等线体代替传统毫针，以长时间刺激腧穴而发挥疗效。如前所述，线犹如针，线的粗细决定了刺激量的大小和吸收时间长短，一般来说羊肠线软化吸收的时间为1~5周不等。羊肠线在软化之前一直有较强的刺激量，这和针刺一次相比要大几十倍，也就是说将线埋在穴位上，就恰好把进针、留针、行针、起针和疗程融为一体，所以说埋一次线，相当于针刺数次。而且，穴位埋线不仅仅有针刺的物理刺激，即时的刺血效应，羊肠线的吸收过程，更多的是持续的化学刺激，多种刺激的综合使得作用持久。

选穴求精精用组穴

埋线疗法选穴推崇少而精，临床往往选取经过长期实践总结出来的疗效显著的穴位进行埋线。穴位选取时可采用敏感穴，也可多用特定穴，脏腑病变多用俞募穴和合穴。

选穴求精
精用组穴

一般以 3~5 穴为宜，少时可只选 1 穴。因为穴位埋线治疗间隔时间长，不可能像针刺一样，穴位每日可更换，它要求一旦找准穴位，将羊肠线埋入一举取效。这样既可减少患者之苦，也可使处方效专力宏。在临床实际应用过程中，可以辨证选用 2~3 组穴位，交替使用。既可缩短每次治疗的间隔时间，以保持较强的刺激，也可避免因穴位的反复使用产生耐受性而降低疗效。

诊次稀疏
安全简便

穴位埋线疗法一般 7~30 天埋线一次，3 次为 1 个疗程，有些疾病一次即可痊愈。故相对于毫针刺法每天都要接受针刺而言，大大地减少了诊疗次数，也减轻了患者的痛苦，尤其对于每日需要工作的慢性病患者尤为适宜。埋线技术操作简单，容易掌握，但只要有中医基础，懂得经络腧穴即能全面开展。在严格掌握穴位埋线的适应证、禁忌证的基础上，注意危险穴位的针刺深度、角度和安全，整体来说，穴位埋线疗法还是很安全的，临床中鲜见不良事件报道。

疗效显著
各科均宜

穴位埋线疗法集针刺、刺血、组织疗法等多种作用于一身，效果显著，目前广泛运用于临床各科中。经临床应用表明，穴位埋线疗法可用于治疗小儿脊髓灰质炎、哮喘、十二指肠溃疡、慢性胃炎、癫痫、中风偏瘫等 100 余种疾病，尤其对慢性、顽固性、免疫低下性疾病，疗效显著。

第三节 经络学说理论基础

穴位埋线疗法是借助器具，将线体埋入腧穴以持续刺激穴位的方法。故穴位埋线疗法离不开经络与腧穴，其理论基础就是传统的经络理论和腧穴理论。

一、经络理论

经络是经脉和络脉的总称，是联络脏腑肢节，沟通内外，贯通上下，运行气血，协调阴阳的通路。经络在人体生理、病理、诊断、治疗等方面均有重要意义，对中医临床各科也均有指导作用，正如《灵枢·经别》中所说："夫十二经脉者，人之所以生，病之所以成，人之所以治，病之所以起，学之所始，工之所以止也。"

经络在生理方面具有联系人体内外的作用。正如《灵枢·海论》指出："夫十二经脉者，内属于府藏，外络于肢节"。人体的五脏六腑、四肢百骸、五官九窍、皮肉筋骨等组织器官，之所以能保持相对的协调与统一，完成正常的生理活动，是依靠经络系统的联络沟通而实现的。经络除联系内外的功能，还有运行气血的作用。《灵枢·本脏》指出："经脉者，所以行血气而营阴阳，濡筋骨，利关节者也。"指明了经络具有运行气血、协调阴阳和濡养全身的作用。气血是人体生命活动的物质基础，全身各组织器官只有得到气血的营养才能完成正常的生理功能。经络是人体气血运行的通道，能将营养物质输布到全身各脏腑组织，使其得以营养，筋骨得以濡润，关节得以通利，维持机体的正常功能。

经络在病理方面具有抗御病邪、显示病候的作用。《素问·气穴论》指出："孙络"能"以溢奇邪，以通营卫"，在疾病情况下，经络具有抗御病邪、显示证候的作用。当病邪侵犯时，经络是病邪传注的途径。外邪从皮毛腠理通过经络内传于脏腑，如《素问·缪刺论篇》所说："夫邪客于形也，必先舍于皮毛，留而不去，入舍于孙脉，留而不去，入舍于络脉，留而不去，入舍于经脉，内连五脏，散于肠胃。"此外，脏腑病变通过经络传注而相互影响，内脏病变又可通过经络反映到体表组织器官。经络的反映病候，除了十二经脉、奇经八脉、络脉、经筋等各有其所属的特定病候外，经络与经络、经络与脏腑、脏腑与脏腑，及脏腑与其他组织、器官之间，也可通过经络的联系而相互影响，出现相应的证候。因此，经络的反映病候，可以是局部的、一经的、数经的和整体的。总之，疾病的传变和证候的出现与经络有密切关系，为诊断疾病和阐明病理提供了理论依据。

经络在防治疾病方面具有传导感应、调整虚实的作用。穴位埋线之所以能防治疾病，是基于经络具有传导感应，调整虚实的作用。《灵枢·官能》曰："审于调气，明于经隧。"《灵枢·九针十二原》记载："刺之要，气至而有效。"这是说针灸等治法中的得气现象是经络传导感应的功能表现，是针刺取得疗效的关键。经脉的虚实是经络气血盛衰变化的具体反映，同时也是整个人体虚实状态的体现。针灸等治疗方法就是通过选用适当的穴位和运用不同的刺激方法激发经络本身的功能，能使"泻其有余，补其不足，阴阳平复"（《灵枢·刺节真邪》），以达到治疗疾病的目的。

二、腧穴理论

腧穴是人体脏腑经络气血输注于躯体外部的特殊部位，也是疾病的反应点和针灸等治法的刺激点。穴位埋线疗法中，取穴的正确与否，会直接影响疗效。

常用腧穴

穴位埋线疗法的常用腧穴包括十四经穴、奇穴、阿是穴三类腧穴，下面逐一介绍。

1. 十四经穴

十四经穴，是指分布于十二经脉和任、督二脉的循行

常用腧穴

路线上的穴位，简称"经穴"。经穴不仅有具体的名称、固定的位置和归经，而且有明确的针灸主治证，是腧穴的主要部分。经穴随着人们的医疗实践，经历了由无到有、由少到多、由散在到系统的过程，至清代李学川的《针灸逢源》定经穴名361个。目前经穴总数在此基础上，新增"印堂"一穴，经穴总数到现代已发展为362个穴名，671个穴位。穴位定位参照中华人民共和国国家标准——腧穴的定位（GB/T12346—2006）。历代具有代表性的针灸医籍及其所载经穴总数如下（表2-1）。

表2-1　历代医籍记载十四经穴数

年代	作者	书名	穴	名	数
			正中单穴	两侧双穴	穴名总数
战国		《黄帝内经》	约25	约135	约160
三国魏晋	皇甫谧	《针灸甲乙经》	49	300	349
唐	孙思邈	《千金翼方》	49	303	349
宋	王惟一	《铜人腧穴针灸图经》	51	300	354
元	滑伯仁	《十四经发挥》	51	303	354
明	杨继洲	《针灸大成》	51	308	359
清	吴谦	《医宗金鉴》	52	308	360
清	李学川	《针灸逢源》	52	309	361

2. 经外奇穴

经外奇穴，是指未归入十四经穴，而有具体的名称和位置的经验效穴，简称"奇穴"。奇穴是在阿是穴的基础上发展起来的，这类腧穴的主治作用一般比较单一，多数对某些病症具有特殊的疗效，如阑尾穴治阑尾炎，胆囊穴治胆囊炎，子宫穴治疗妇科疾病等。

3. 阿是穴

阿是穴，是指既无固定名称，也无固定位置，而是以压痛点或病变局部或其他阳性反应点等作为施术部位的一种腧穴，又名"天应穴""不定穴""压痛点"等。阿是穴首见于唐代孙思邈的《千金要方》："有阿是之法，言人有病痛，即令捏其上，若里当其处，不问孔穴，即得便成痛处，即云阿是。灸刺借验，故云阿是穴也。"阿是穴取穴法始自《内经》"以痛为腧"，《灵枢·五邪》记载："以手疾按之，快然乃刺之。"《素问·缪刺论》也说："疾按之应手如痛，刺之。"穴位埋线中，对于许多痛症的治疗，尤其是颈、肩、腰、腿痛等软组织损伤病症等，多采用痛点（阿是穴）埋线，能取得较好的治疗效果。

腧穴配伍是在整体观念和辨证论治指导下进行的有理论、有依据的腧穴配合应用，或以加强治疗作用，或针对病因、病位、病性、兼症进一步治疗，以提高临床疗效。一般来说，腧穴配伍应是发挥腧穴间协同增效作用，大部分研究也表明腧穴配伍确实是产生了协同作用。古代医籍《黄帝内经》《针灸甲乙经》等详细记载了腧穴配伍的相关理论及方法，其针灸处方中，已有远近、前后、上下、左右等配穴法的雏形。如《灵枢·官针》载："偶刺者，以手直心若背，直痛所，一刺前，一刺后，以治心痹。"《灵枢·终始》："从腰以上者，手太阴阳明皆主之；从腰以下者，足太阴阳明皆主之。病在上者下取之，病在下者高取之，病在头者取之足，病在腰者取之腘。"《灵枢·九针十二原》："阴有阳疾者，取之下陵三里，正往无殆，气下乃止，不下

配穴处方

复始也。疾高而内者，取之阴之陵泉；疾高而外者，取之阳之陵泉也。"《针灸甲乙经》中载："腰痛不可以久仰，京门及行间主之""气癃溺黄，关元及阴陵泉主之。"《席弘赋》云："睛明治眼未效时，合谷光明安可缺。"近年来很多针灸学者也非常重视针灸处方配穴。

腧穴配伍有着多种方法，主要可分为按部配穴（局部配穴、远近配穴、上下配穴、前后配穴、左右配穴）和按经配穴（本经配穴、表里经配穴、同名经配穴、子母经配穴、交会经配穴）等，其中又可细分为更加具体的配穴方法，如原络配穴、俞募配穴、八脉交会穴配穴等。在临床中更多的配穴方案并不是某一配穴方法所能概括的，但也是腧穴的配伍应用。临床上，穴位埋线疗法的取穴多按照辨证取穴、循经取穴、经验取穴、按特定穴取穴等方法来进行，采用远近配穴法如胃痛近取中脘、梁门，远取足三里、公孙；上下配穴法如失眠上取神门，下取三阴交；俞募配穴法如腹胀腹泻前取天枢，后取大肠俞。临床中配穴方法多种多样，根据不同的病证可采用不同的配穴方法，不必拘泥。

穴位埋线疗法

的常用器具主要为埋线针、可吸收外

科缝合线，以及一些常规用的辅助器械。随着

社会的进步，人们的疾病治疗理念不断改变，在无痛

（少痛）、稳定、省时、长效的治疗目标下，针具由传统

埋线针发展为新型一次性埋线针，线材由羊肠线发展为可吸

收蛋白线和高分子生物化学合成线，这些都使得埋线疗法能够

更加广泛地运用。穴位埋线在施术前需要与患者进行有效沟通，

消除其紧张情绪，安排合适的治疗体位；术者选择合适的针具、

线材，并进行消毒。施术的一般过程主要包括选穴定位、消

毒、（局部麻醉）、进针、埋线、出针、针口处理等几个方

面，由于穴位埋线是一种侵入性治疗，并且埋线材料

在体内发挥疗效会保持一段时间，所以埋线后

穴位局部的护理以及对患者的健康宣

教也显得尤为重要。

技法篇

关键词

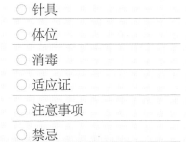

○ 针具

○ 体位

○ 消毒

○ 适应证

○ 注意事项

○ 禁忌

第三章 常用器具

第一节　常见埋线针具

一、传统埋线针

传统埋线针是一种特制的专用于埋线的带钩金属针，针的外形略呈"Z"字形，长约 12~15cm，针尖为三棱形，针尖向针身移行部分有一斜向上方的小缺口，用以钩挂埋植用线材（图 3-1）。

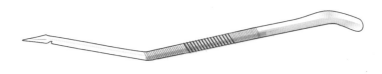

图 3-1　传统埋线针（针尖放大）

二、套管针

套管针为内有针芯的管形针具。埋线用套管针有一次性专用埋线针和腰穿针，整体主要由针管、针芯、针座、针芯座、保护套等 5 部分构成。

> ⑤ 一次性埋线针
>
> 针管和针芯为制造医疗器械用不锈钢材质，针管长度一般为 45~65mm

（图 3-2），埋线用针管一般按照针管外径来分型，常用的有 7#、8#、9#、11#、12#、16# 等（表 3-1）。外径越大，数字越大，如 7# 埋线针对应针管外径为 0.7mm；针芯的长度为全部装入针管后前端应与针尖齐平或超出针尖 1~2mm，其直径与该型号针管内径相对应；针座、针芯座为医用输液、输血、注射器用聚丙烯专用料，并且针芯座根据针管的外径不同以不同的颜色予以识别，黑色、深绿色、黄色、奶油色、粉红色、白色分别对应 7#、8#、9#、11#、12#、16# 埋线针（表 3-1）。

表 3-1　一次性埋线针规格、识别色标参照表

型号	7#	8#	9#	11#	12#	16#
针管外径（mm）	0.7	0.8	0.9	1.1	1.2	1.6
识别用色标（示例）	黑	深绿	黄	奶油	粉红	白

腰穿针

与一次性埋线针外形结构相似，各部分均为医用不锈钢材料制成，长度一般为 80~120mm，针芯长度在全部装入针管后前端与针管面平齐。常用的腰穿针型号为 7#、9#、12#，针管外径所对应型号同一次性埋线针（图 3-3）。

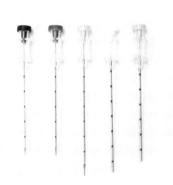

图 3-2　各型号一次性埋线针

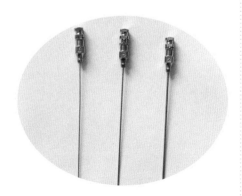

图 3-3　各型腰穿针

◆ 无菌注射器针头套管针

在没有专用一次性埋线针或腰穿针的情况下，临床还会经常用到一次性无菌注射器针头作为埋线用工具，一般选择 8# 或 9# 注射器针头，再将 50~65mm 长 28#~30# 针灸针磨平（或剪去）针尖，改造为简易套管针（图 3-4）。

此外，临床上根据不同的埋线操作方法，还会用到一些如外科缝合用三角针、改良注射器针头等作为埋线用针具。随着社会发展和人民生活水平的提高，治病和保健都趋向微创、无痛治疗特点，由于一些埋线方法刺激量大、创口较明显，患者不易接受，这也使得埋线用针具在不断改进。目前临床运用最多的为一次性埋线针具。

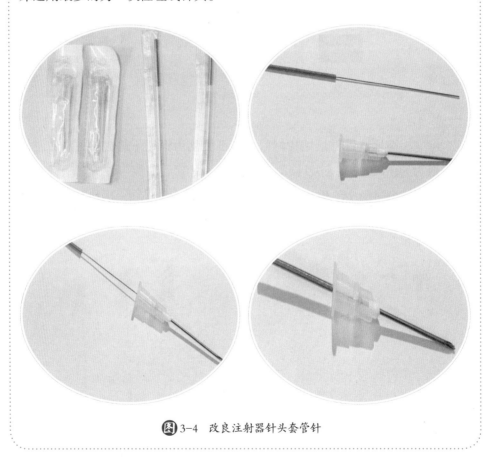

图 3-4 改良注射器针头套管针

第二节　线材

线材是穴位埋线操作过程中最为重要的工具，同时也是对疾病治疗进展、病程、疗效影响最为重要的因素。在穴位内埋置的线材一般应具有以下基本特征：①无害，无论是线材本身还是其降解产物，不得对机体组织或器官有任何不良影响。②可吸收，线材本身可随时间被体内正常的酶分解代谢，无体内残留。③可控刺激量，线材埋置入体内后会对机体有一定的刺激，这种刺激量包括患者能够接受的程度和时间，影响刺激量的关键在于线材的组成成分、粗细、长短，以及埋置的部位。

一、分类

目前穴位埋线临床用到的以可吸收性外科缝线为主，以及一些高分子生物材料制成的专用埋线材料。本书主要介绍目前常用的医用可吸收性羊肠线、可吸收性胶原蛋白线和高分子生物化学合成线。

○ 医用可吸收性羊肠线

医用可吸收性羊肠线是以优质羊肠衣为原料制成，按照是否由铬化物溶液浸制处理，医用羊肠线可分为铬制和平制二类。平制羊肠线为浅白略带黄色，线体不透明（图3-5）。铬制羊肠线由于加了铬呈绿色半透明状，若铬含量较多者呈现棕色（图3-6）。加铬后的羊肠线能延长刺激时间，对穴位起到慢性、长效的针感效应，有效发挥持续治疗作用。平制羊肠线吸收时间较短，约4~5日，铬制羊肠线吸收时间约2周左右。人体对羊肠线的吸收有一定的个体差异，羊的肠衣原料不同也会影响到羊肠线的质量，从而影响人体组织的吸收，同时还有很小比例的组织反应和感染情况，因此目前其所占

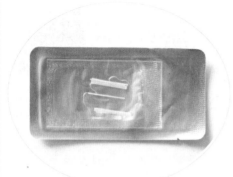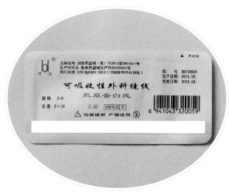

图 3-5　平制羊肠线

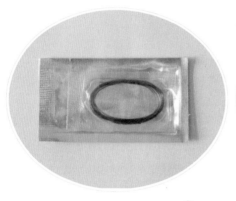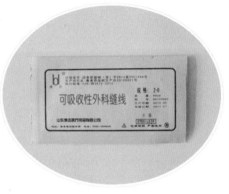

图 3-6　铬制羊肠线

市场份额正在减少。羊肠线在有效期内一般用异丙醇保存液浸泡保存，以保持羊肠线本身的应力、抗张强度和表面的光滑性。由于羊肠线价格便宜，来源方便，故为常规埋线材料。

　　此外，有医者将医用羊肠线与特定的中药方剂相结合，制作成药制羊肠线，配合中医辨证论治理论，进一步提高临床疗效。如任晓艳医师将药线分为 5 种型号：1 号为清热开窍线体，2 号为活血化瘀线体，3 号为补气补血线体，4 号为滋阴补肾线体。（图 3-7）可根据临床需要辨证选用，促使机体在吸收线体的过程中进一步提高疗效。

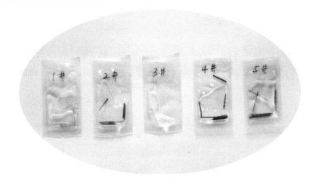

图 3-7　任晓艳药线 5 型

可吸收性胶原蛋白线

可吸收性胶原蛋白线是从动物特定组织中提取天然胶原蛋白为原料，经过特定生产工艺，运用生物学原理，将胶原蛋白重新整合加工制作而成的纯生物制品。由于其是将胶原蛋白先提取再合成的线体，此过程可以去除和处理生物原有的遗传毒素和致敏因子，一般在使用中无过敏现象，并很少有不良反应，其表面光滑，无毒，组织相融性好。胶原蛋白线按材质的不同分为 3 种：快吸收型，保护吸收型，特殊型。穴位埋线常用快吸收型，开始吸收约需 8~10日，完全吸收约需 1 个月左右。胶原蛋白线为体内酶解吸收，无刺激，可防止炎症、硬结等病变。胶原蛋白线遇酶分解，只要不植入人体可长期保存（图 3-8）。

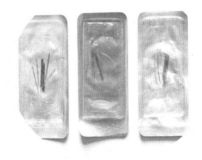

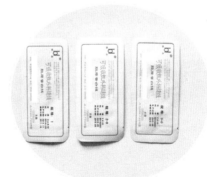

图 3-8　蛋白线

⊙ 高分子生物化学合成线

高分子生物化学合成线主要是由不同的生物化学分子合成，如聚乙烯醇（PVA）、聚乙交酯（PGA）、聚对二氧环己酯（PDS）、聚乳酸（PLA）和聚乙丙交酯（PGLA）等，此类高分子生物化学物质具有良好的生物性，与人体组织的相容性良好，无致癌和变异反应，在体内可逐渐降解为二氧化碳和水，中间产物也是体内正常的糖代谢产物，所以不会在重要器官聚集，同时还具有相当的抗张强度和柔韧性。生物化学合成线作为穴位埋线材料具有刺激强度和时间可控、组织反应小、无蛋白免疫反应和吸收作用好等优点。大部分高分子生物化学合成线的吸收为水解吸收（PGLA 为蛋白水解酶消化吸收），遇水分子分解，所以真空中保存最为适宜。

二、规格

穴位埋线所用线材即医用缝合线主要由线的直径来区别，线径规格有 6-0#、5-0#、4-0#、3-0#、2-0#、0#、1#、2# 等，缝线的规格以数字表示，规格表示缝线的直径："0#" 以上开始，数码越大，缝线越粗，如 2# 线粗于 1# 线，抗张强度也越大。从 "0#" 以下开始，"0" 前数值越大，直径越小，抗张强度亦越低。一般有 0#~12-0# 线。穴位埋线以 "0#" 线运用最多（表 3-2）。

表 3-2　中国、美国（USP）、欧洲（EP）缝合线径标准

中国行业标准（#）	美国标准（USP12-0 到 2#）	欧洲标准（EP）	线的直径（mm）
10-0	10-0	0.2	0.020-0.029
9-0	9-0	0.3	0.030-0.039
9-0	8-0	0.4	0.040-0.049
8-0	7-0	0.5	0.050-0.069
7-0	6-0	0.7	0.070-0.099

中国行业标准（#）	美国标准 （USP12-0 到 2#）	欧洲标准（EP）	线的直径（mm）
6-0	5-0	1	0.100-0.149
5-0	4-0	1.5	0.150-0.199
4-0		2	0.200-0.249
3-0	3-0	2.5	0.250-0.299
2-0	2-0	3	0.300-0.349
0	0	3.5	0.350-0.399
1	1	4	0.400-0.499
2	2	5	0.500-0.599

第三节　其他器材

　　除埋线针具和线外，医者操作时还需要消毒洞巾、手术器械盘、剪刀、镊子、碘伏、75% 乙醇、生理盐水、针口贴（或创可贴）等，三角针埋线法还需有持针器、纱布敷料等（图 3-9~ 图 3-11）。

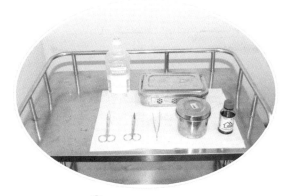

图 3-9　其他埋线器材

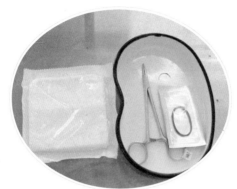

图 3-10　三角针埋线器材

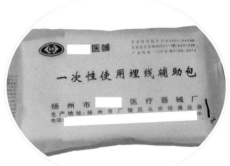

图 3-11　一次性使用埋线辅助包

第四章 技术操作

第一节 施术前准备

一、患者准备

思想准备

在进行穴位埋线前，要向患者详细介绍埋线的特点、埋线治疗过程，消除患者的紧张情绪，以便于积极配合治疗。

体位选择

宜选择患者舒适、医者便于操作的治疗体位。临床在治疗中，由于埋线操作有一定的刺激量，所以往往以患者卧位为主，主要有：仰卧位（图4-1）、俯卧位（图4-2），根据需要也可以选择侧卧位（图4-3）。

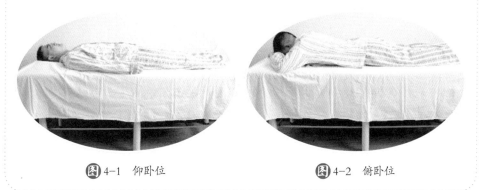

图4-1 仰卧位　　　　　　　图4-2 俯卧位

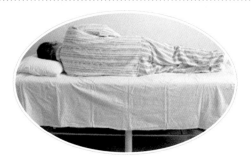

图 4-3　侧卧位

二、消毒

器械消毒

非一次性针具及辅助器械必须做好消毒，运用适合的消毒灭菌方法，达到国家规定的医疗用品卫生标准以及消毒与灭菌标准（GB15981）。一次性使用的医疗用品还应符合 GB15980 的有关规定。最常用到的是高压蒸气灭菌法，其原理是使用高压蒸气灭菌器（高压灭菌锅，图 4-4），利用加热产生蒸气，温度和蒸气压力逐渐升高，通常在 103.4kPa 的压力下维持 15~30 分钟。

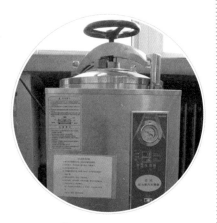

图 4-4　高压灭菌锅

术者消毒

术者平时要注意勤修剪指甲，术前用肥皂水清洗双手（指尖至前臂），重点是手指甲缘和甲沟，清洗至少 2 遍（图 4-5），然后用灭菌巾依次由手部向前臂擦干（图 4-6），再用 75% 乙醇或 0.5% 碘伏擦拭，然后戴无菌手套（图 4-7）。施术时尽量避免手指接触针身，防止局部感染。

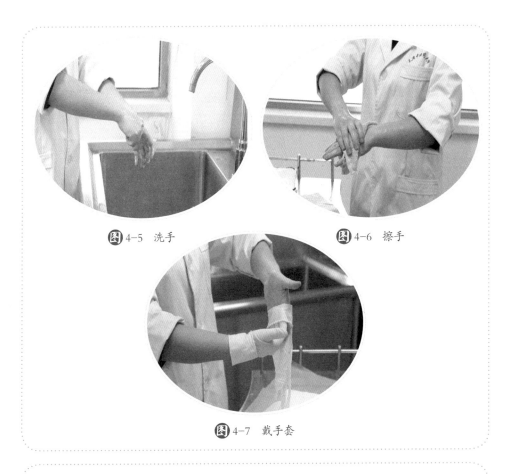

图 4-5　洗手

图 4-6　擦手

图 4-7　戴手套

埋线部位皮肤消毒

确定进针点（三角针埋线需确定出针点），用消毒棉签（或镊子夹消毒干棉球）浸 0.5% 碘伏，以进针点为中心，由中心向周围呈环形或螺旋形涂擦 2 次，涂擦直径应大于 2cm（图 4-8）。也可采用 2% 碘伏擦拭，再用 75% 乙醇脱碘的方法消毒。最好嘱咐患者埋线前一天洗澡。

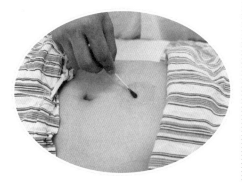

图 4-8　穴区消毒

三、部位选择

埋线的部位要根据治疗的需要，辨证选穴，也可根据治疗的需要或局部埋线。埋线部位不应妨碍机体的正常功能和活动，避免伤及内脏、脊髓、大血管和神经干，不应埋入关节腔内。皮肤局部有皮肤病、炎症或溃疡、破损处不应埋线。

四、针具选择

可重复用埋线针具的检查，要注意针身正直、光滑、无锈蚀，针尖锐利、不能带钩，针体与针芯型号要匹配，针芯在针体内进出顺畅。

一次性使用埋线针在使用前应检查每一单独包装完整性的警示；其包装应可以看到埋线针具的色标；核对内装物说明，包括尺寸规格；"无菌""无热源"字样；失效日期；"一次性使用"或相当字样等。（图4-9）

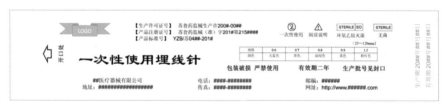

图 4-9　一次性埋线针具包装

经灭菌的埋线针应贮存在相对湿度不超过80%，无腐蚀性气体和通风良好的室内，并对埋线针有充分的保护。

五、线材选择和准备

由于羊肠线相对于人体属于异体动物蛋白，因此会有一定的比例出现免疫反应，所以目前临床使用有减少的趋势。可吸收胶原蛋白线相比高分子生物化学合成线，对人体的物理刺激稍强，在体内吸收时间相对较长，可以根据埋线对象的体质特点、治疗需要，并征求患者意见进行相应选择。同等材质的线材，直径越大刺激量也越大，吸收时间也越长，同样也要根据临床实际情况选择合适的线体。

线材在使用前，要检查其包装是否有破损，同时注意检查核对包装的相应标志，包括：产品注册号、产品标准号；产品名称、材质（例：羊肠线、聚乙交酯等）结构、规格；灭菌方法和失效日期、生产批号或生产日期等（图4-10）。

由于潮湿及热度都会破坏可吸收缝合线的张力，所以其不可以用高温灭菌，否则会使缝线的品质遭到破坏。因此，无菌包装的线材最好在确定使用的时候才拆封，不可再用于其他的方法灭菌处理使用。较长的线体需要在使用前用手术剪剪成约1~2cm的线段，并可将其在生理盐水中浸泡片刻（30~60s左右），以保证线体有一定的柔软度，便于使用（图4-11）。专门的埋线用线体可以直接在使用前打开包装，倒于弯盘中备用。

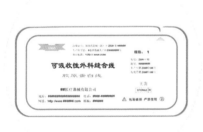 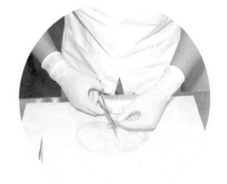

图4-10　埋线用线包装　　　　图4-11　打开后备用的埋线

包装好的埋线用线体应贮存在相对湿度不超过80%，清洁、通风良好、无腐蚀性气体的环境中，贮存时间按制造商规定执行。

六、环境要求

穴位埋线应设置独立的房间，埋线室面积应为 $15\sim20m^2$ 以上，其内部同治疗室为相对无菌区，室内宽敞，光线充足。室内需区分清洁区和污染区，定期清扫保持室内清洁卫生，定时通风、消毒。（图4-12）

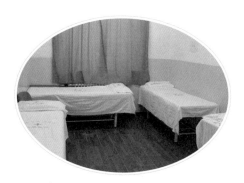

图 4-12　治疗室整体

第二节　施术方法

一、持针方法

传统埋线针

传统埋线针常规持针方式是将针尖向前、缺口向下时，刺手拇指置于针柄上方，食指和中指对握于针柄下方，无名指向后靠抵针尾（图4-13）。此法便于进针和出针的操作。

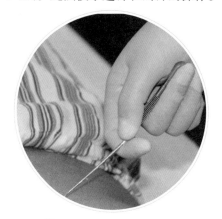

图 4-13　传统埋线针持针图

套管针

套管针常规持针方式为刺手拇、食、中三指夹持针柄，状如持笔式，拇指指腹与食指、中指之间相对捏，食指指腹后侧稍抵住埋线针针芯处（图4-14）。

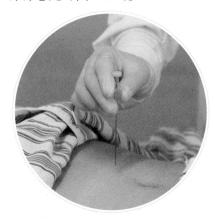

图 4-14　套管针持针、注线图

○ 手术用缝合针

手术缝合针的常规持针方式是将拇指和无名指分别插入持针器的钳环内，食指扶在针持的前端，以增加稳定性。注意，用中指套入钳环内的持针法，因距支点远而稳定性差，是错误的持针法。用持针器钳口的前段夹住缝合针，夹在近针尖距离约 1/3~1/2 的区域内，避免用持针器夹在嵌线端，那是缝合针的薄弱环节，易出现意外（图 4-15）。

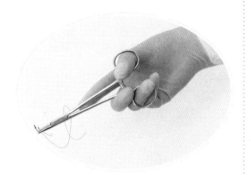

图 4-15 手术缝合针持针图

二、进针角度、方向及深度

○ 埋线疗法进针角度

穴位埋线的进针角度一般以穴位所处位置及解剖特点决定，常用的进针角度有直刺、斜刺和平刺。

（1）直刺：即垂直方向刺入，针身与皮肤表面呈 90° 角（图 4-16）。适用于身体大多数部位的穴位埋线，如四肢、腹部、腰部、臀部等皮肉比较丰厚的部位。

（2）斜刺：即倾斜刺入，针身与皮肤表面呈角约 45° 左右（图 4-17）。适于身体肌肉较浅薄，或深层有重要的血管、神经、组织器官等不宜深刺的部位，如颈项部、肩背部等。

（3）平刺：又称横刺、沿皮刺，针身与皮肤表面呈 15° 角刺入（图 4-18）。适于皮肉更为浅薄的部位，如头面部，或用于透穴埋线时使用。

进针的角度除了根据埋线部位来选择外，有时也要根据具体病情和所需刺激量的大小进行调整。

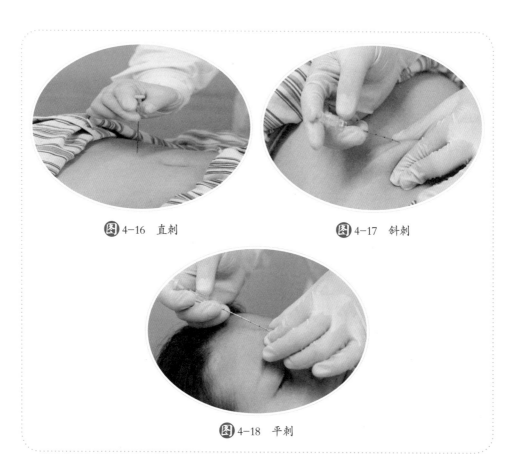

图 4-16　直刺

图 4-17　斜刺

图 4-18　平刺

埋线疗法进针方向

穴位埋线时根据治疗的需要以及不同的穴位选择适合的进针方向，如有固定疼痛或不适的病症，围绕或刺向痛点或相应穴位。

埋线疗法进针深度

穴位埋线的线体埋置深度主要以穴位所处部位的解剖为依据，同时结合疾病的特点、病程、患者的体质特点等进行综合考虑。线体主要置于皮下组织和肌肉之间，肌肉较为丰厚的部位可埋入肌层，减肥治疗时可将适当的线体埋入脂肪层。

三、进针方法

穴位埋线的进针方法多为双手配合完成，不同针具的进针方法是不同的。

套管针

埋线时可用单手或双手操作。双手埋线（以右利手为例），右手持针（动作如前），左手手指持针芯底座，右手缓慢向上边退针身，左手同时向下轻推针芯，将线埋入；单手埋线，针刺入埋线部位并使局部产生针感后，刺手由持笔式持针变为食指、中指夹持针身座下部，拇指置于针芯底座上，三指相向用力，即边退针身边进针芯，状如注射器注射时的姿势。但要注意，一定要针身针芯相向同时动，不可仅用拇指推动针芯。常用的进针方法类似于毫针的舒张进针法和提捏进针法。

（1）舒张进针：左手拇、食二指（或食、中二指）分开置于所刺处，将皮肤向两侧撑开，右手持针从撑开处刺入。适用于皮肉松弛或皮肉较为丰厚部位的埋线。

（2）提捏进针：左手拇、食二指将所刺处皮肤捏起，右手持针于捏起处刺入。适用于皮肤浅薄部位以及需要斜刺或平刺深埋时的进针。

进针时，针尖与皮肤垂直，针尖靠近进针点皮肤，运用手指及手腕的力量，快速刺透皮肤，使针尖到达皮下。之后再调整针的方向，缓慢刺入相应的埋线部位。切记不可用蛮力，或透皮后还用较大的力量快速深刺，以免出现意外。

传统埋线针

埋线时按前述持针方法，用前臂和手腕的力量，以15°~45°角从局部麻醉针孔刺入，左手可推针尾以协助进针。

⊙ 三角针

右手执持针器（皮肉松弛的部位，左手可捏起进针点和出针点之间的皮肤），对准进针点，控制前臂及手腕的力量由外旋进，前臂做旋后动作；顺着针的弧度刺入皮肤，经皮下（可穿过相应穴区肌肉）从出针点穿出。

四、各种针具埋线法操作

⊙ 套管针埋线法（也叫注线法）

定位　根据病情选择相应埋线穴位。

消毒　酒精（或碘伏）常规消毒，环形或螺旋形由操作部位中心开始向周围涂擦。

埋线　①置线：取一段适当长度的可吸收性外科缝线，放入套管针的前端，线不可露出埋线针尖的最前端。②针芯：针芯从套管针后部插入，不必过深，留出前端置线空间。③进针：用一手拇指和食指固定拟进针穴位．另一只手持针刺入穴位，（刺入时应运用手指和手腕的力量快速刺透皮肤，透皮后再缓慢将针刺入所需的深度，切记不可快速用力将针直接刺入深部，易出现危险。）达到所需的深度后，施以适当的提插捻转手法。④注线：当出现针感后，边推针芯，边退针管，将可吸收性外科缝线埋植在穴位的肌层或皮下组织内。⑤出针：注线后将针缓慢退出（图4-19）。

针孔处理　出针后用无菌干棉球（签）按压针孔止血，以针孔贴保护针孔。

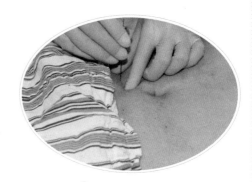

图 4-19　套管针埋线

传统埋线针埋线法（也叫置线法）

定位 操作部位铺消毒洞巾，选准穴位，在穴位旁开一定距离处（约0.5cm）选择进针点，做好标记。

消毒 皮肤常规消毒（消毒方法同套管针埋线法）。

局部麻醉 0.25%~0.5% 盐酸利多卡因注射液，每个部位注入1ml，在进针点处皮内注药形成一皮丘。如需扩大范围，则再从皮丘边缘进针注药形成第2个皮丘，最终形成一连串皮丘带。必要时作分层注射，即由皮丘按解剖层次向四周及深部扩大浸润范围。每次注药前应回抽注射器，观察有无回血，以免注入血管内。

埋线 ①置线：取适当长度的可吸收性外科缝线，一手持镊将线中央置于局部麻醉点上，另一手持埋线针，缺口向下压线。②进针：以 15°~45°角从原局部麻醉针孔刺入，将线推入皮下（或将线套在埋线针尖后的缺口上，一手持止血钳，将线两端夹住；一手持针，针尖缺口向下以 15°~45°角从原局部麻醉针孔刺入皮下，针头的缺口进入皮下后，止血钳即可松开。）持续进针直至线头完全埋入穴位皮下，再进针 0.5cm。③出针：然后将针快速退出（不可在退针时转动针体）；用消毒干棉签按压针孔止血。（图 4-20）

包扎 可用针口贴保护创口，亦用可无菌敷料包扎，保护创口2~3 天。

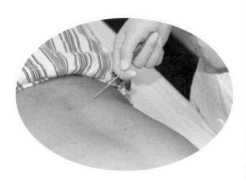

图 4-20 传统埋线针埋线

三角针埋线法

定位 在拟埋线穴位的两侧 1~2cm 处，分别确定进针点和出针点，用无菌皮肤标记笔进行标记。

消毒 皮肤常规消毒（消毒方法同套管针埋线）。

局部麻醉 施行局部麻醉（参见传统埋线针局部麻醉步骤）。

埋线 ①固定皮肤：一手（一般右手）用持针器夹住穿有可吸收性外科缝线的皮肤缝合针，另一手（左手）捏起两局部麻醉点之间的皮肤。②进针：将针从一侧局部麻醉点刺入皮肤，穿过皮下组织或肌层，从对侧局部麻醉点穿出。③剪线：紧贴皮肤剪断两端线头，放松皮肤，轻揉局部，使线头完全进入皮下，用无菌干棉球（签）按压针孔止血。

包扎 宜用无菌敷料包扎保护创口 3~5 天。

此外还有切割埋线法等埋线方法，因为其操作较为复杂，患者痛苦大、不易接受等原因，已经逐渐退出穴位埋线的临床应用，故在此不作具体介绍。

五、埋线术式（套管针）

一次性埋线针使用时，可以针对不同的治疗需求，通过不同的线体埋置方法控制埋线的刺激量，从而达到更好的治疗效果。

多向多线法

类似于针刺"苍龟探穴"手法。将 2~3 根线体依次放入针管内，将针刺入皮肤到达一定部位后，针体边后退针芯边向前推出第 1 段线体，然后稍稍退针，再沿另一角度刺入一定深度，推出第 2 段线体，同法可埋入第 3 段线体。可用于较小范围的痹证。

中心多线法（围刺埋线法）

类似于针刺"围刺"。以局部需治疗位置为中心，从周围不同的角度进针埋线，进针方向均指向治疗中心。适用于部位相对固定的病症。

排刺埋线法

类似于针刺"排刺"。将多段线体平行植入相应的部位，线体可以位于同一层次，增加对病变局部的刺激量。适用于面积较大的痹证。

分层植线法

类似于针刺复式补泻时的穴区分层，埋线部位根据浅中深分为天人地三部。将 3 段线体依次装入针内，先将针刺入最深部（地部），推出第 1 段线体；提针到中部（人部），推出第 2 段线体；继续向上提针至浅层，相当于皮下肌层部位（天部），再将第 3 段线体推入，然后出针。适用于皮肉比较丰厚部位的埋线治疗。

透穴埋线法

类似于透穴针法。将一段较长的线体放入针体，从一个穴位处进针，刺向另一穴位，得气后，一边退针管一边缓缓推出线体。多用于邻近穴位埋线。背俞穴透穴埋线要注意控制深度，提捏进针法操作较为安全。

六、行针手法（套管针）

穴位埋线时，针尖快速刺入皮下后，缓慢将针推入应刺深度。此时，不要急于推放针芯埋置线体，而应该适当地做一些手法以提高疗效。相当于针刺时的催气、行气手法及补泻手法。常用的基本手法主要是提插和捻转。

提插法

是将针刺入腧穴的一定深度后，使针在穴内进行上、下进退的操作方法。针由深层向上退到浅层为提；从浅层向下刺入深层为插。一般来说，提插幅度大，频率快，刺激量就大；提插的幅度小，频率慢，刺激量就小。

捻转法

是将针刺入腧穴的一定深度后，以右手拇指和中、食二指对捏针座，在同一位置左右方向屈伸手腕，以使针来回地旋转。捻转角度越大，刺激量也越大。

此外还可以运用摇动针体、多向探刺等辅助手法，更易使患者产生酸、麻、胀的强烈针感，从而提高疗效。

第三节　施术后护理与疗程选择

一、施术后护理

一般护理

嘱咐患者注意埋线针眼的护理，保持局部清洁、干燥，预防感染，埋线部位的内衣物选择宜为宽松柔软棉制品，避免穿紧身化纤衣物刺激埋线局部皮肤。埋线处避免抓挠，不可自行乱服及外用药物。嘱患者保持居住环境清洁，温湿度适宜，注意防寒保暖，避免冷、热刺激。

心理指导

部分对埋线疗法缺乏了解的患者会产生忧虑紧张心理，或一些疾病由于病程长、反复发作或疗效不佳等也会导致患者消极、情绪低落。医护人员应及时了解患者情况，告知疾病的相关知识，穴位埋线疗法的原理、方法、疗效、注意事项等，消除患者思想顾虑，促使其积极配合治疗，提高疗效。

功能锻炼

根据患者的病情不同，尤其是一些颈肩腰腿部位功能障碍的埋线患者，由于其相应部位活动受限，可根据个人的情况指导患者在埋线期间常规进行相关功能锻炼，增加关节活动度。如肩周炎患者埋线后可进行前屈、后伸、上举、外展、内收、环转等功能活动，如手指爬墙、摸对侧肩、后伸摸腰、梳头等，越是困难的动作越要多加练习。

> 饮食调护
>
> 在埋线治疗的同时也要对患者进行营养和膳食方面的调护和指导，加强营养，合理饮食，有利于疾病早日康复，更要遵从医嘱辨证调护。

二、疗程

治疗间隔及疗程根据病情以及所选部位对线的吸收程度而定，间隔时间可为 7~30 天，疗程可为 1~5 次（图 4-21）。

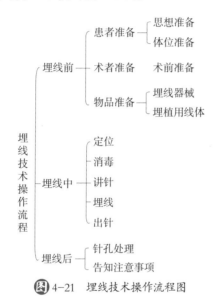

图 4-21　埋线技术操作流程图

第四节　埋线异常情况处理

❶ 晕针

概念：是指在埋线过程中患者出现的晕厥现象。

原因：患者惧针；治疗期间过度紧张；身体疲劳或者过饥过饱。

处理：立即停止治疗，使患者平卧，头低脚高位，注意保暖，给予温开水或糖水。重者配合针刺人中、内关、涌泉、足三里，及灸百会等，并可配合其他急救措施。

预防：在治疗前，应向患者做好解释工作，消除紧张心理。取好合适体位，疲劳或过饥过饱时暂不埋线，治疗过程中密切观察病人的反应。

❷ 出血

概念：是指埋线过程中埋线处出血的情况。

原因：一般是由于刺破皮下毛细血管引起的，严重的可能是伤及大的血管引发。

处理：一般埋线处轻微出血是正常的，用干棉签轻轻按压一会即可止血。如果出血量较大，干棉签止不住，可能是埋线时伤到大的血管，要及时进行止血处理。

预防：医者一定要对解剖知识比较熟悉，避免伤到大的血管，埋线时尽量避免血管较丰富的地方，比如说头部和面部。

❸ 感染

概念：是指在埋线操作中如无菌操作不严格或针眼保护不好所致的炎症反应，多在埋线后3~4天出现局部红、肿、热、痛加重等反应。

原因：多是因为针具消毒不彻底或者治疗后创口不注意保护引起。

处理：一般给予局部热敷和控制感染即可。

预防：埋线时一定要严格执行无菌操作，针具消毒要彻底或者采用一次性埋线针具，避免交叉感染。

❹ 过敏

概念：是指埋线后出现皮肤瘙痒、皮疹等反应。

原因：患者对蛋白线过敏或者对麻药过敏。

处理：轻微过敏可以不做处理，几天后自行消除，不能自行消除的可以进行服用抗过敏药物或者其他治疗。

预防：在埋线前一定要询问患者的过敏史，如对鸡蛋过敏者是对蛋白过敏，不能做埋线疗法；不能使用麻药者，应禁用麻药。

⑤ 疼痛

概念：是指埋线后出现局部疼痛的情况。

原因：一般是由于埋线后局部遗留的针感，严重者可能是埋线时伤到周围神经引起。

处理：一般埋线后局部出现轻微的疼痛是正常现象，无须处理，2~3 天后就会消失，若一直疼痛比较严重，可能是伤到了神经，需要去医院进行专业处理。

预防：医者要熟稔人体解剖知识，避免埋线时伤到大的神经。

⑥ 硬结或包块

概念：是指埋线后埋线部位出现硬结或包块的情况。

原因：多是人体正常的排异反应，也有部分患者是由于埋线时线体未舒展开团缩在体内或者线体未能完全溶解吸收引起。

处理：一般是人体对线体的排异反应，故无须处理，几天内可自行消退。但如果是由于线体植入脂肪层或者线体未舒展开聚集在一起不能自行消退者，需要到正规医院进行处理。

预防：医者必须严格控制进针深度，一般不能进到脂肪层，在脂肪层线体不容易消融；另外针体进入合适深度后要边退针边把针芯推到底部，以免线体团缩到一处；皮肉部位埋线时，线体不要太长。

⑦ 发热

概念：是指埋线后出现体温或者局部温度升高的情况。个别患者在治疗后 4~24 小时出现，一般在 38℃左右，也有极少数的病人上升到 39℃~40℃。

原因：多是自身对线体的排异反应，也有部分是局部感染引起。

处理：一般持续 2~4 天可自行消退，反应症状较重时，要进行对症处理。

预防：治疗前应详细询问患者过敏史，治疗后嘱患者 24 小时内不要洗澡或者沾水，以免引起创口感染。

⑧ 渗液

概念：是指埋线后局部有少量白色液体自创口流出。

原因：治疗后局部炎症反应引起。

处理：一般不需处理，若渗出液较多凸出于皮肤表面，可将白色液体挤出，用75%酒精棉球擦去，覆盖灭菌纱布。

预防：治疗前针具应严格消毒，治疗后嘱患者24小时内不要洗澡或者沾水，以免引起创口感染。

⑨ 淤青

概念：是指埋线后局部出现皮下毛细血管出血，皮肤表面青紫的情况。

原因：皮下毛线血管出血淤积引起。

处理：一般无须处理，严重者可用热毛巾进行局部热敷，加快淤血的消散。

预防：进针时尽量避免毛细血管多的部位。

⑩ 脓肿

概念：是指埋线局部产生脓液积聚。

原因：轻微脓肿可能是身体的排异反应，严重者可能是埋线深度过深，皮下有炎症反应。

处理：轻微脓肿可以进行局部热敷消肿，严重者需要采用外科手术切除脓肿。

预防：治疗期间严格消毒，医者把握好埋线深度。

⑪ 溃疡

概念：是指创口出现局限性缺损、溃烂。

原因：对线体过敏或者排异反应过于剧烈，也有部分是由于治疗后创口感染引起。

处理：轻度溃疡者需进行抗炎处理，严重者需要把线体取出并做抗感染处理。

预防：治疗前详细询问患者过敏史，以及确定患者是否是瘢痕体质，治疗后嘱患者24小时内不要洗澡或沾水。

⑫ 肌肉坏死

概念：是指埋线局部肌肉出现坏死萎缩的情况。

原因：埋线深度过深，伤及肌肉。

处理：及早到正规医院把线体取出，必要时进行其他处理。

预防：埋线时医者要把握好适宜的深度。

⑬　线体溢出

概念：是指线体从创口露出的情况。

原因：埋线深度过浅或者埋线后运动过于剧烈。

处理：及时到专业医院把线体取出，并进行严格消毒以防发生感染。

预防：埋线时医者一定要把握好适宜的深度，并嘱咐患者埋线后不要进行剧烈的运动。

⑭　麻胀

概念：是指埋线局部或者周围肌肉有麻胀感。

原因：大多数是埋线后正常遗留的针感，如果麻胀感持续 3 天以上还没有减轻，那么有可能是线体触碰到神经。

处理：可以轻柔按摩埋线局部及其周围使线体转移，严重者需要把线体取出。

预防：埋线时医者须注意埋线部位，以及治疗后患者的反应。

第五章　宜忌及注意事项

第一节　适应证

埋线疗法适用于慢性、顽固性、免疫低下等疾病的治疗。临床主要治疗的病症有如下几种。

❶ 内科疾病

单纯性肥胖、支气管炎、支气管哮喘、冠心病、高血压、糖尿病、心脏神经官能症、慢性胃炎、慢性结肠炎、胃下垂、胃与十二指肠溃疡、胃肠神经官能症、尿潴留、尿失禁、风湿性关节炎、类风湿关节炎等。

❷ 外科疾病

腰腿痛、腰椎间盘突出症、颈椎病、痿证、疖病、乳腺炎、乳腺增殖症、阑尾炎、胰腺炎、手术后肠粘连、泌尿系结石等。

❸ 皮肤科疾病

荨麻疹、神经性皮炎、痤疮、皮肤瘙痒症等。

❹ 五官科疾病

麦粒肿、假性近视、梅尼埃病、鼻炎、急慢性咽炎、急慢性喉炎、急性扁桃体炎等。

❺ 男科疾病

阳痿、早泄、遗精、前列腺炎等。

⑥ 妇科疾病

功能性子宫出血、痛经、闭经、盆腔炎等。

⑦ 儿科疾病

惊厥、单纯性消化不良、厌食症、遗尿症等。

⑧ 神经、精神科疾病

面瘫后遗症、偏瘫、失眠、脊髓灰质炎后遗症、偏头痛、三叉神经痛、膈肌痉挛、癫痫、癔病、神经衰弱、焦虑症、抑郁症等。

第二节　注意事项

① 埋线前要向患者详细介绍治疗过程及可能出现的情况，消除患者的紧张和怀疑心理。

② 治疗期间必须严格无菌操作，防止感染。

③ 进针时针刺一定要到达穴位，羊肠线或生物蛋白线尽量不要埋在脂肪组织中，以免影响线体吸收。

④ 进针时要一边观察患者表情，与其交流，听其主诉，一边及时调整针刺角度、方向和深度。切忌进针过快或手法粗暴，以防出现不必要的损伤。

⑤ 埋线时如有羊肠线或生物蛋白线露出皮肤外，一定要拔出，以免感染。

⑥ 胸、背部是心肺所居之处，埋线不宜过深，严防刺伤肺脏，造成气胸。督脉部位穴位埋线时，以不过脊髓硬膜为度，以防止意外。

⑦ 在一个穴位做多次治疗时，最好偏离上次治疗的部位。

⑧ 头面部血管丰富，一般不做埋线，确实需要埋线的注意过皮后一定要缓慢进针、出针，出针后要用棉球按压针眼片刻，以防出血。

⑨ 埋线后要让患者休息 5~10 分钟再走，以免出现术后反应，并嘱患者术后 24 小时不要洗澡以免针眼感染。

⑩ 埋线后宜避风寒、调情志，以清淡饮食为主，忌烟酒、海鲜及辛辣刺激性食物。

⑪ 术后患者可能出现皮下血肿瘀血、轻微发热、硬结、轻微疼痛等现象均属正常反应，1~2星期可以自行消除。若患者的治疗部位在3~4日内发生红肿发痒、疼痛加剧、高烧持续不退，或是全身瘙痒以及肢体皮肤感觉和肌肉运动失常，均为异常反应，应引起重视，并根据情况对症处理。

第三节 禁忌

① 全身发热或感染，各种严重性疾病、过敏性体质、肝肾功能不全及传染病患者。

② 血友病、血小板减少症及出血倾向患者。

③ 5岁以下的儿童一般不做埋线。

④ 孕妇、哺乳期妇女、女性月经期。

⑤ 剧烈运动、酒后、过饱和过饥，或精神紧张的患者不能立即进行埋线。

⑥ 关节腔内不宜埋线。

⑦ 头、眼部血管丰富，易出血，不宜做埋线治疗。

⑧ 皮肤有局部感染或溃疡时，不宜采用埋线疗法。

穴位埋线疗法

临床应用广泛，内外妇儿等各

科疾病均能治疗，尤其适用于慢性、顽

固性、免疫低下等疾病的治疗。临床常治疗的

病证有慢性支气管炎、支气管哮喘、胃痛、高血

压、高脂血症、失眠、头痛等内科病证；痛经、闭

经、小儿脑瘫等妇儿科病证；痤疮、黄褐斑、神经

性皮炎、腰椎间盘突出症、颈椎病等皮外骨伤科

病证；近视、过敏性鼻炎、耳鸣、耳聋等五官

科病证；以及肥胖症、甲状腺功能亢进

症、抑郁症等其他病证。

临床篇

关键词

○ 病证

○ 处方

○ 定位

○ 操作

第六章　内科病证

慢性支气管炎

概述

慢性支气管炎是由细菌、病毒、感染或物理、化学因素刺激所引起，但机体对病原的过敏，及免疫力下降可能是导致慢性炎症的部分原因。慢性支气管炎的病程较长，反复不愈，从而引起黏膜及周围组织炎症。如果治疗不及时，可并发慢性阻塞性肺气肿、肺源性心脏病等。其临床主症，属中医的"咳嗽""痰饮""喘证""哮证"等范畴。

本病多见于中年以上者，病程缓慢，仅部分患者起病前有急性支气管炎、流行性感冒或肺炎等急性呼吸道感染史，多数为隐潜起病，出现咳嗽及咳痰症状，尤以早晨明显，痰呈白色黏液泡沫状，黏稠不易咳出，在感染受寒后则症状迅速加剧。

病因病机

中医学认为本病病因不外乎外感与内伤。外因风邪侵袭，肺卫受损，肺失宣降而致咳喘有痰；内因素体肺虚或他脏受病，累及肺脏所致。如肝气郁结，久而化热，肺金被灼，肺失肃降亦能作咳；或因身体素虚，肝肾不足，肾虚不能纳气，动则咳嗽。若失治误治，久病不愈，则肺气更伤。

治疗

○ 处方（图 6-1~图 6-8）

主穴：天突、肺俞。

配穴：

（1）风寒袭肺：风门、合谷。

（2）风热犯肺：大椎、曲池、尺泽。

（3）风燥伤肺：太溪、照海。

（4）痰湿蕴肺：足三里、丰隆。

（5）痰热郁肺：太渊、丰隆、脾俞。

（6）肝火犯肺：行间、鱼际。

（7）肺阴亏耗：肾俞、膏肓、太溪。

天突：在颈前区，胸骨上窝中央，前正中线上。

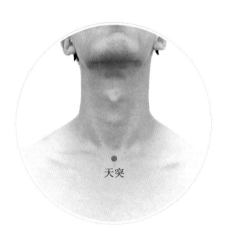

图 6-1　天突穴的体表位置

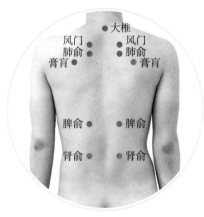

图 6-2　部分处方穴位的体表位置

脾俞：在脊柱区，第 11 胸椎棘突下，后正中线旁开 1.5 寸。

肾俞：在脊柱区，第 2 腰椎棘突下，后正中线旁开 1.5 寸。

大椎：在脊柱区，第 7 颈椎棘突下凹陷中，后正中线上。

风门：在脊柱区，第 2 胸椎棘突下，后正中线旁开 1.5 寸。

肺俞：在脊柱区，第 3 胸椎棘突下，后正中线旁开 1.5 寸。

膏肓：在脊柱区，第 4 胸椎棘突下，后正中线旁开 3 寸。

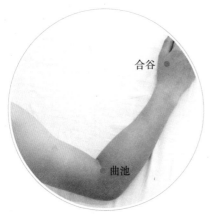

图6-3　曲池、合谷穴的体表位置

合谷：在手背，第2掌骨桡侧的中点处。

曲池：在肘区，尺泽与肱骨外上髁连线的中点凹陷处。

足三里：在小腿外侧，犊鼻下3寸，胫骨前嵴外一横指处，犊鼻与解溪连线上。

丰隆：在小腿外侧，外踝尖上8寸，胫骨前嵴外缘。条口外侧一横指处。

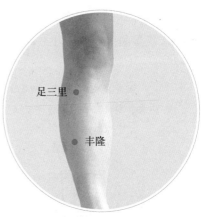

图6-4　足三里、丰隆穴的体表位置

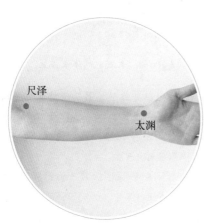

图6-5　尺泽、太渊穴的体表位置

尺泽：在肘区，肘横纹上，肱二头肌腱桡侧缘凹陷中。

太渊：在腕前区，桡骨茎突与舟状骨之间，拇长展肌腱尺侧凹陷中。

太溪：在足部，踝区，内踝尖与跟腱之间的凹陷中。

照海：在足部，踝区，内踝尖下1寸，内踝下缘边际凹陷中。

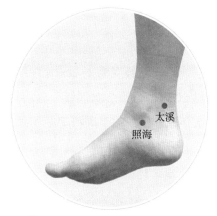

图6-6　太溪、照海穴的体表位置

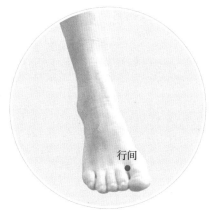

图6-7　行间穴的体表位置

行间：在足背侧，第1、2趾间，趾蹼缘后方赤白肉际处。

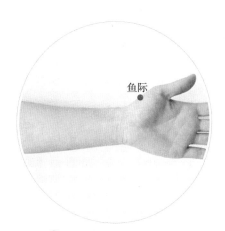

鱼际：在手外侧，第1掌骨桡侧中点赤白肉际处。

图6-8　鱼际穴的体表位置

⊛ 操作

做好术前准备，选准穴位，常规消毒，采用 8# 改良注射器针头，0# 号羊肠线，线的长度为 1~2cm，注线法，一般 5 次为 1 个疗程，第 1 次埋线后间隔 20 天，行第 2 次埋线，其后均间隔 30 天左右，若第 1 个疗程治愈，可在次年原发作的前 1 周再埋线 1 次，巩固疗效。

⚠ 注意事项

埋线过程中应注意消毒，防止感染，线头不能暴露在皮肤外面，埋线期间要注意休息、保暖、防止感冒、保持心情舒畅，劳逸适度。埋线治疗适用于慢性支气管炎未并发肺气肿、肺心病的阶段，并坚持长期治疗。

哮 喘

概述

哮喘是一种常见的支气管过敏性疾病。西医学认为本病的发生与体质的特异反应性（遗传、过敏体质）有关。本病属于中医学的"哮证""喘证""痰饮"等病证范畴。

哮喘的临床特征是发作性伴有哮鸣音的呼气性呼吸困难或发作性咳嗽、胸闷。严重者被迫采取坐位或呈端坐呼吸，干咳或咳大量白色泡沫痰，甚至出现发绀等。哮喘症状可在数分钟内发作，经数小时至数天，某些患者在缓解数小时后可再次发作。夜间及凌晨发作和加重常是哮喘的特征之一。本病好发于秋冬季节，可发于任何年龄，其中以 12 岁前开始发病者居多。

病因病机

中医学认为本病因风寒、郁热、痰湿壅阻肺气，肺失清肃，逆而作喘，与肺、脾、肾三脏有关。发作期多为邪气偏盛，气郁血滞，实为本虚标实之证。如哮喘久不得愈，肺肾皆虚，摄纳失司，则发为虚喘。

埋线治疗哮喘急性发作期以控制症状为主；缓解期以扶助正气、提高抗病能力、控制或延缓急性发作为主。

治疗

◉ 处方（图6-9～图6-14）

主穴：大椎、定喘、肺俞。

配穴：

（1）寒饮伏肺：风门、太渊。

（2）痰热遏肺：大椎、曲池、太白。

（3）肺脾气虚：脾俞、足三里。

（4）肺肾两虚：肾俞、关元、太溪。

（5）心肾阳虚：心俞、肾俞、气海、关元、内关。

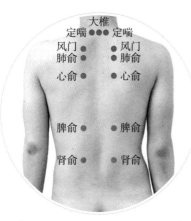

图6-9 部分处方穴位的体表位置

大椎：在脊柱区，第7颈椎棘突下凹陷中，后正中线上。

定喘：在脊柱区，横平第7颈椎棘突下，后正中线旁开0.5寸。

风门：在脊柱区，第2胸椎棘突下，后正中线旁开1.5寸。

肺俞：在脊柱区，第3胸椎棘突下，后正中线旁开1.5寸。

心俞：在脊柱区，第5胸椎棘突下，后正中线旁开1.5寸。

脾俞：在脊柱区，第11胸椎棘突下，后正中线旁开1.5寸。

肾俞：在脊柱区，第2腰椎棘突下，后正中线旁开1.5寸。

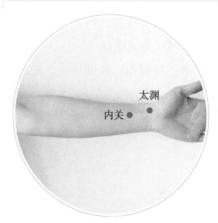

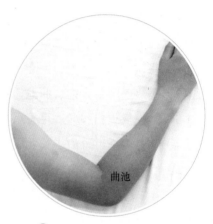

太渊：在腕前区，桡骨茎突与舟状骨之间，拇长展肌腱尺侧凹陷中。

内关：在前臂前区，腕掌侧远端横纹上2寸，掌长肌腱与桡侧腕屈肌腱之间。

图6-10 太渊、内关穴的体表位置

曲池：在肘区，尺泽与肱骨外上髁连线的中点凹陷处。

图6-11 曲池穴的体表位置

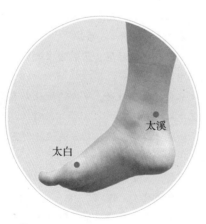

太白：在跖区，第1跖趾关节近端赤白肉际凹陷中。

太溪：在足部，踝区，内踝尖与跟腱之间的凹陷中。

图6-12 太白、太溪穴的体表位置

足三里：在小腿外侧，犊鼻下3寸，胫骨前嵴外一横指处，犊鼻与解溪连线上。

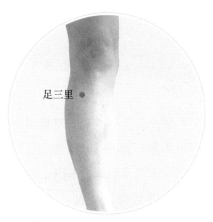

图6-13　足三里穴的体表位置

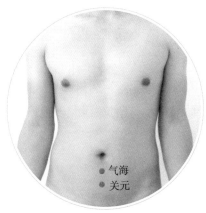

图6-14　气海、关元穴的体表位置

气海：在下腹部，腹正中线上，脐中下1.5寸。肚脐直下食中两横指（约1.5寸）处即是本穴。

关元：在下腹部，脐中下3寸，前正中线上。

操作

做好术前准备，选准穴位，常规消毒，采用8#改良注射器针头，0#羊肠线，线的长度为1~2cm，注线法，3次为1个疗程，10天后重埋1次，疗程间隔1个月。

注意事项

如哮喘发作持续24小时以上，或经治疗12小时仍未控制者，应采用综合措施治疗。

胃 痛

概述

　　胃痛，又称胃脘痛，是指以上腹胃脘部近心窝处疼痛为症状的病证，常伴食欲不振，恶心呕吐，嘈杂泛酸，嗳气吐腐等上消化道症状。本病以中青年居多，多有反复发作病史，发病前多有明显的诱因，如天气变化、恼怒、劳累、暴饮暴食、饥饿、饮食生冷干硬、辛辣烟酒或服用有损脾胃的药物等。西医学的急性胃炎、慢性胃炎、胃溃疡、十二指肠溃疡、功能性消化不良、胃黏膜脱垂等以上腹部疼痛为主要症状者，均属于胃痛范畴。

病因病机

　　中医学认为本病的病位在胃，与肝脾关系密切。基本病机为胃气阻滞，胃失和降，不通则痛。病理因素主要有气滞、寒凝、热郁、湿阻、血瘀。早期多为实证；后期常为脾胃虚弱，但往往虚实夹杂。

治疗

　　处方（图6-15～图6-19）

　　主穴：中脘、上脘、内关、脾俞、胃俞、足三里、三阴交。

　　配穴：

　　（1）脾胃虚寒：气海。

　　（2）胃阴不足：太溪。

　　（3）寒邪犯胃：章门、梁丘。

　　（4）食积伤胃：天枢、大肠俞。

　　（5）肝气犯胃：太冲、期门。

　　（6）瘀血停滞：膈俞、血海。

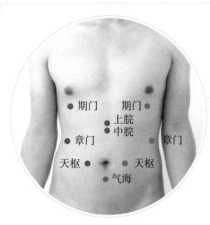

图 6-15　部分处方穴位的体表位置（1）

中脘：在上腹部，脐中上 4 寸，前正中线上。

上脘：在上腹部，脐中上 5 寸，前正中线上。

期门：在侧胸部，前正中线旁开 4 寸，乳头直下，第 6 肋间隙处。

章门：在侧腹部，在第 11 肋游离端的下际。

天枢：在腹部，横平脐中，前正中线旁开 2 寸。

气海：在下腹部，腹正中线上，脐中下 1.5 寸。肚脐直下食中两横指（约 1.5 寸）处即是本穴。

内关：在前臂前区，腕掌侧远端横纹上 2 寸，掌长肌腱与桡侧腕屈肌腱之间。

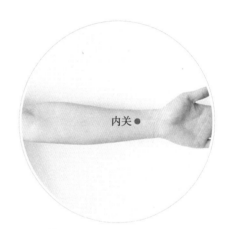

图 6-16　内关穴的体表位置

膈俞：在脊柱区，第 7 胸椎棘突下，后正中线旁开 1.5 寸。

脾俞：在脊柱区，第 11 胸椎棘突下，后正中线旁开 1.5 寸。

胃俞：在脊柱区，第 12 胸椎棘突下，后正中线旁开 1.5 寸。

大肠俞：在脊柱区，第 4 腰椎棘突下，后正中线旁开 1.5 寸。

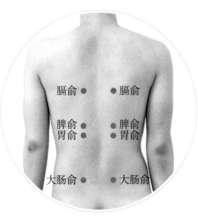

图 6-17　部分处方穴位的体表位置（2）

梁丘：在大腿外侧部，髂前上棘与髌底外侧端的连线上，髌骨上缘上2寸。

血海：在股前部，髌底内侧端上2寸，股内侧肌隆起处。

足三里：在小腿外侧，犊鼻下3寸，胫骨前嵴外一横指处，犊鼻与解溪连线上。

太冲：在足背，第1、2跖骨间，跖骨底结合部前方凹陷中，或触及动脉搏动。

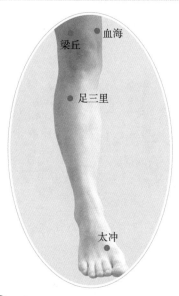

图 6-18　部分处方穴位的体表位置（3）

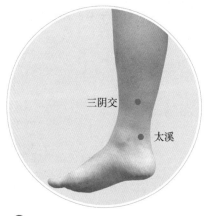

图 6-19　三阴交、太溪穴的体表位置

三阴交：在小腿内侧，内踝尖上3寸，胫骨内侧缘后际。

太溪：在足部，踝区，内踝尖与跟腱之间的凹陷中。

◎ 操作

做好术前准备，选准穴位，常规消毒，采用8#改良注射器针头，0#羊肠线，线的长度为1~2cm，注线法，每15天治疗1次，3次为1个疗程。

⚠ 注意事项

埋线治疗急性胃痛有显著疗效，但慢性胃痛需坚持治疗才能取得较好的远期疗效。此外，胃痛有时可与肝胆疾患、胰腺炎、心肌梗死等疾病症状有所相似，临床需注意鉴别。对溃疡病出血、胃穿孔等重症胃痛，应及时采取综合治疗。

慢性胆囊炎

（概）（述）

慢性胆囊炎是由急性或亚急性胆囊炎反复发作，或长期存在胆囊结石所致的胆囊功能异常。根据胆囊内是否存在结石，可分为结石性胆囊炎与非结石性胆囊炎。结石和炎症互为因果，腹痛、高热、寒战和黄疸是本病急性发作时的三大症状。本病归属于中医学"胁痛""黄疸"等范畴。

慢性胆囊炎的临床表现有以下几种类型：①慢性胆囊炎急性发作型：患者有胆囊炎病史，急性发作时与急性胆囊炎一致；②隐痛型：患者长期出现右上腹隐痛；③餐后上腹饱胀、嗳气；④无症状型：只在手术或尸检时被发现。

（病）（因）（病）（机）

中医学认为本病是由于恣食膏粱厚味，湿热内蕴，运化失常，或因情志忧郁，五志化火，肝胆失于疏泄，郁结而成。

治疗

处方（图 6-20~ 图 6-23）

主穴：肝俞（右）、胆俞（右）、阳陵泉、胆囊。

配穴：

（1）肝郁气滞：日月（右）、阳陵泉、胆俞、肝俞、期门、胆囊。

（2）湿热内蕴：日月（右）、阳陵泉、胆俞、肝俞、支沟、胆囊。

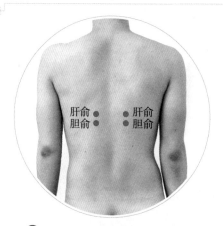

图 6-20 肝俞、胆俞穴的体表位置

肝俞：在脊柱区，第 9 胸椎棘突下，后正中线旁开 1.5 寸。

胆俞：在脊柱区，第 10 胸椎棘突下，后正中线旁开 1.5 寸。

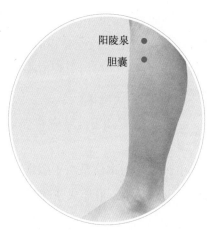

图 6-21 阳陵泉、胆囊穴的体表位置

阳陵泉：在小腿外侧，腓骨头前下方凹陷中。

胆囊：在小腿外侧，腓骨小头直下 2 寸。

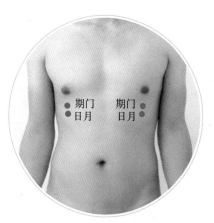

图 6-22 日月、期门穴的体表位置

日月：在上腹部，当乳头直下，第 7 肋间隙，前正中线旁开 4 寸。

期门：在侧胸部，乳头直下、第 6 肋间隙处。

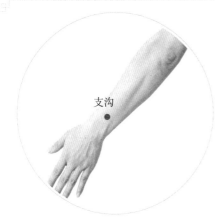

支沟：在前臂后区，腕背侧远端横纹上3寸，尺骨与桡骨间隙中点。

图 6-23　支沟穴的体表位置

操作

做好术前准备，选准穴位，常规消毒，采用8#改良注射器针头，0#羊肠线，线的长度为1~2cm，透穴埋线法和注线法，透穴埋线（日月透期门）方法，7~15天治疗1次，3~5次为1个疗程。

⚠ 注意事项

埋线后3天勿洗澡着湿，以防感染，治疗期间忌食生冷、油腻、辛辣、蛋类食物，注意休息，同时可配合服用中西医药治疗。

泄　泻

概述

泄泻，中医病证名，是指排便次数增多，粪便稀溏，甚至泻如水样为主证的病证。泄与泻在病情上有一定区别，粪出少而势缓，若漏泄之状者为泄；粪大出而势直无阻，若倾泻之状者为泻。现代多泄、泻并称，统称为泄泻。泄泻是一种常见的脾胃肠病证，一年四季均可发生，但以夏秋两季较为多见。本病可见于西医学中的多种疾病，如急慢性肠炎、肠结核、肠易激综合征、吸收不良综合征等，当这些疾病出现泄泻表现时，均可参考本节辨证论治，但需注意本病与西医腹泻的含义不完全相同。

病因病机

中医学认为泄泻的病因是多方面的，主要有感受外邪、饮食所伤、情志失调、脾胃虚弱、命门火衰等，这些病因导致脾虚湿盛，脾失健运，大小肠传化失常，升降失调，清浊不分，而成泄泻。

治疗

◎ 处方（图 6-24～图 6-26）

主穴：中脘、天枢、足三里、大肠俞。

配穴：

（1）饮食停滞：上脘。

（2）肝郁气滞：太冲。

（3）寒邪内阻：关元、命门。

（4）脾阳不振：肾俞、脾俞。

上脘：在上腹部，脐中上5寸，前正中线上。

中脘：在上腹部，脐中上4寸，前正中线上。

天枢：在腹部，横平脐中，前正中线旁开2寸。

关元：在下腹部，脐中下3寸，前正中线上。

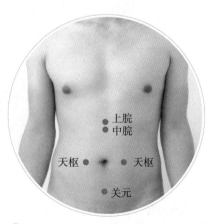

图 6-24　部分处方穴位的体表位置（1）

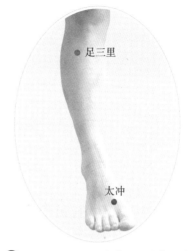

足三里：在小腿外侧，犊鼻下3寸，胫骨前嵴外一横指处，犊鼻与解溪连线上。

太冲：在足背，第1、2跖骨间，跖骨底结合部前方凹陷中，或触及动脉搏动。

图 6-25　足三里、太冲穴的体表位置

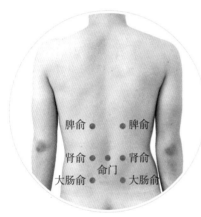

脾俞：在脊柱区，第11胸椎棘突下，后正中线旁开1.5寸。

肾俞：在脊柱区，第2腰椎棘突下，后正中线旁开1.5寸。

命门：在脊柱区，第2腰椎棘突下凹陷中，后正中线上。

大肠俞：在脊柱区，第4腰椎棘突下，后正中线旁开1.5寸。

图 6-26　部分处方穴位的体表位置（2）

○ 操作

做好术前准备，选准穴位，常规消毒，采用8#改良注射器针头，0#羊肠线，线的长度为1~2cm，注线法，每2周埋植1次，2次为1个疗程。

⚠ 注意事项

埋线治疗泄泻有较好疗效，但若是急性胃炎或溃疡性结肠炎等因腹泻频繁而出现脱水现象者，应配合综合疗法。治疗期间应注意饮食调理，勿过饥过饱，忌食生冷、辛辣、油腻之品，注意饮食卫生。

便　秘

概述

　　便秘是指由于大肠传导功能失常导致的以大便排出困难，排便时间或排便间隔时间延长为临床特征的一种大肠病证。便秘既是一种独立的病证，也是一个在多种急慢性疾病过程中经常出现的症状。便秘常表现为：便意少，便次也少；排便艰难、费力；排便不畅；大便干结、硬便，排便不净感；伴有腹痛或腹部不适。部分患者可伴有失眠、烦躁、多梦、抑郁、焦虑等精神心理障碍。便秘在人群中的患病率高达27%，可以影响各年龄段的人，女性多于男性，老年多于青、壮年。西医学中的功能性便秘属本病范畴，另外，肠易激综合征，肠炎恢复期、直肠及肛门疾病所致之便秘，药物性便秘，内分泌及代谢性疾病所致的便秘，以及肌力减退所致的便秘等，均可参照本节治疗。

病因病机

　　中医学认为便秘的病因复杂，主要有外感寒热之邪、内伤饮食情志、病后体虚、阴阳气血不足等。本病病位在大肠，并与脾、胃、肺、肝、肾密切相关。脾虚传送无力，糟粕内停，致大肠传导功能失常，而成便秘；胃与肠相连，胃热炽盛，下传大肠，燔灼津液，大肠热盛，燥屎内结，可成便秘；肺与大肠相表里，肺之燥热下移大肠，则大肠传导功能失常，导致便秘；肝主疏泄气机，若肝气郁滞，则气滞不行，腑气不能畅通；肾主五液而司二便，若肾阴不足，则肠道失润，若肾阳不足则大肠失于温煦而传送无力，大便不通，均可导致便秘。

治疗

○ 处方（图 6-27~ 图 6-32）

主穴：中脘、天枢、大肠俞、支沟、上巨虚。

配穴：

（1）热秘：合谷、曲池。

（2）气秘：太冲。

（3）冷秘：关元。

（4）虚秘：脾俞、气海。

中脘：在上腹部，脐中上 4 寸，前正中线上。

天枢：在腹部，横平脐中，前正中线旁开 2 寸。

气海：在下腹部，腹正中线上，脐中下 1.5 寸。肚脐直下食中两横指（约 1.5 寸）处即是本穴。

关元：在下腹部，脐中下 3 寸，前正中线上。

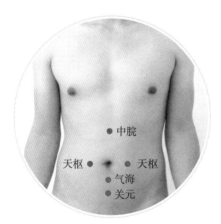

图 6-27　部分处方穴位的体表位置（1）

脾俞：在脊柱区，第 11 胸椎棘突下，后正中线旁开 1.5 寸。

大肠俞：在脊柱区，第 4 腰椎棘突下，后正中线旁开 1.5 寸。

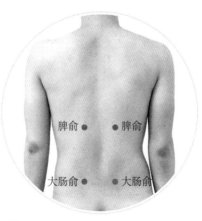

图 6-28　脾俞、大肠俞穴的体表位置

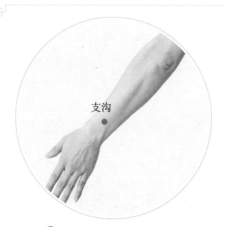

图 6-29 支沟穴的体表位置

支沟：在前臂后区，腕背侧远端横纹上 3 寸，尺骨与桡骨间隙中点。

上巨虚：在小腿外侧，犊鼻下 6 寸，犊鼻与解溪连线上。

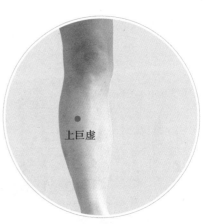

图 6-30 上巨虚穴的体表位置

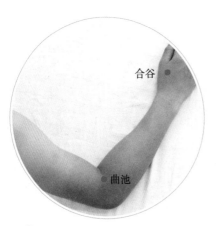

图 6-31 合谷、曲池穴的体表位置

合谷：在手背，第 2 掌骨桡侧的中点处。

曲池：在肘区，尺泽与肱骨外上髁连线的中点凹陷处。

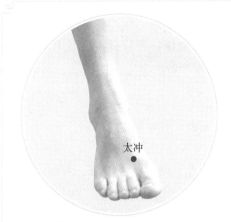

太冲：在足背，第1、2跖骨间，跖骨底结合部前方凹陷中，或触及动脉搏动。

图 6-32　太冲穴的体表位置

◎ 操作

做好术前准备，选准穴位，常规消毒，采用8#改良注射器针头，0#羊肠线，线的长度为1~2cm，注线法，每15天埋植1次，4次为1个疗程。

⚠ 注意事项

埋线治疗便秘有较好效果，如经多次治疗无效者，应查明病因。患者应多吃新鲜蔬菜、水果，进行适当体育活动，并养成定时排便的习惯。

高血压

概述

高血压包括原发性高血压与继发性高血压，本节仅讨论原发性高血压。原发性高血压是指原因尚未十分明确而以循环动脉压升高为主的一种常见病。本病归属于中医学的"头痛""眩晕"等病证范畴。

高血压分缓进型与急进型。前者起病隐匿，病情进展缓慢，部分患者可出现头晕、头胀痛、耳鸣、失眠等症状，后期出现脑、心、肾及眼底器质性损害及功能障碍。后者病情严重，发展迅速，血压显著升高，收缩压多持续在 130~140mmHg 或更高，常在短时间内出现严重的器官功能障碍，最后多因尿毒症而死亡，但此型仅占高血压的 1%~5%。

病因病机

中医学认为高血压之发病，主要由于情志失调、饮食不节、劳逸过度、禀赋不足、体质偏胜偏衰等因素，导致人体脏腑阴阳平衡失调，气机升降失常，气滞血瘀，痰瘀交阻，风火内生而发病。

治疗

处方（图 6-33~ 图 6-38）

主穴：百会、曲池、合谷、太冲、三阴交。

配穴：

（1）肝火亢盛：肝俞。

（2）痰湿壅盛：丰隆、足三里。

（3）阴虚阳亢：太溪、肝俞。

（4）阴阳两虚：肾俞、关元。

（5）气虚两瘀：血海、膈俞。

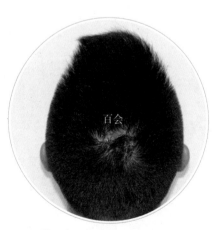

百会：在头部，前发际正中直上 5 寸。

图 6-33　百会穴的体表位置

合谷：在手背，第2掌骨桡侧的中点处。

曲池：在肘区，尺泽与肱骨外上髁连线的中点凹陷处。

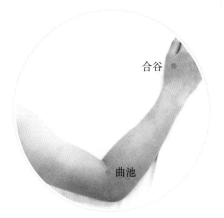

图6-34　合谷、曲池穴的体表位置

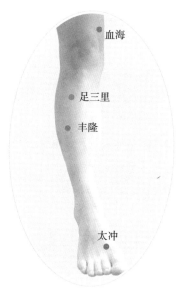

图6-35　部分处方穴位的体表位置（1）

血海：在股前部，髌底内侧端上2寸，股内侧肌隆起处。

足三里：在小腿外侧，犊鼻下3寸，胫骨前嵴外一横指处，犊鼻与解溪连线上。

丰隆：在小腿外侧，外踝尖上8寸，胫骨前嵴外缘。条口外侧一横指处。

太冲：在足背，第1、2跖骨间，跖骨底结合部前方凹陷中，或触及动脉搏动。

三阴交：在小腿内侧，内踝尖上3寸，胫骨内侧缘后际。

太溪：在足部，踝区，内踝尖与跟腱之间的凹陷中。

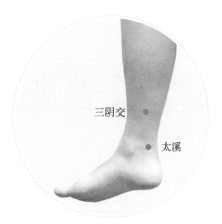

图6-36　三阴交、太溪穴的体表位置

膈俞：在脊柱区，第 7 胸椎棘突下，后正中线旁开 1.5 寸。

肝俞：在脊柱区，第 9 胸椎棘突下，后正中线旁开 1.5 寸。

肾俞：在脊柱区，第 2 腰椎棘突下，后正中线旁开 1.5 寸。

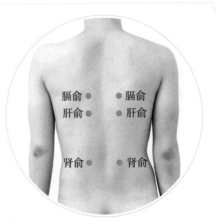

图 6-37　部分处方穴位的体表位置（2）

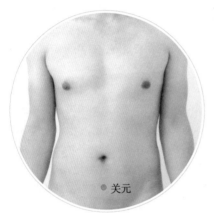

关元：在下腹部，脐中下 3 寸，前正中线上。

图 6-38　关元穴的体表位置

操作

做好术前准备，选准穴位，常规消毒，采用 8# 改良注射器针头，0# 羊肠线，线的长度为 1~2cm，注线法，每 15 日埋植 1 次，3 次为 1 个疗程。

注意事项

埋线对于 1、2 期高血压病有较好的效果，对 3 期高血压可改善症状，但应配合降压药物治疗，高血压危象时慎用埋线。

高脂血症

概述

高脂血症是血脂代谢异常的俗称，指体内脂质代谢紊乱而形成的血浆中脂类浓度异常升高，主要指总胆固醇即游离胆固醇和胆固醇酯、三酰甘油当中的一种或几种脂类升高而言。高脂血症为西医学病名，属中医"痰湿""痰浊""血瘀"范畴。

病因病机

中医学认为血脂高与肝、脾、肾关系密切。脾失健运，水谷不能化生精微，反聚成饮痰；肝肾阴亏，肝阳偏亢，肾气不足，蒸化无力，精化为浊，均可妨碍气机，导致血液凝滞，影响局部乃至全身的血流畅行，血脂升高。

○ 处方（图6-39~图6-43）

主穴：足三里、丰隆、三阴交为第1组；内关、脾俞、胃俞为第2组（两组交替使用）。

配穴：

（1）痰浊阻遏：中脘、天枢。

（2）脾肾阳虚：关元、气海。

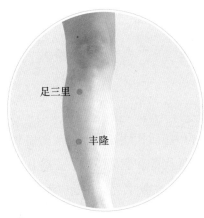

图 6-39　足三里、丰隆穴的体表位置

足三里：在小腿外侧，犊鼻下3寸，胫骨前嵴外一横指处，犊鼻与解溪连线上。

丰隆：在小腿外侧，外踝尖上8寸，胫骨前嵴外缘；条口外侧一横指处。

三阴交：在小腿内侧，内踝尖上3寸，胫骨内侧缘后际。

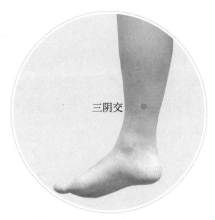

图 6-40　三阴交穴的体表位置

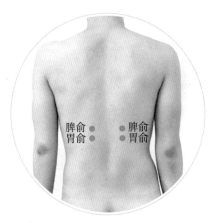

图 6-41　脾俞、胃俞穴的体表位置

脾俞：在脊柱区，第11胸椎棘突下，后正中线旁开1.5寸。

胃俞：在脊柱区，第12胸椎棘突下，后正中线旁开1.5寸。

内关：在前臂前区，腕掌侧远端横纹上 2 寸，掌长肌腱与桡侧腕屈肌腱之间。

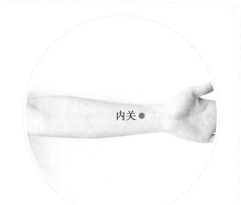

图 6-42　内关穴的体表位置

中脘：在上腹部，脐中上 4 寸，前正中线上。

天枢：在腹部，横平脐中，前正中线旁开 2 寸。

气海：在下腹部，腹正中线上，脐中下 1.5 寸。肚脐直下食中两横指（约 1.5 寸）处即是本穴。

关元：在下腹部，脐中下 3 寸，前正中线上。

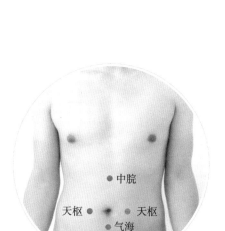

图 6-43　配穴的体表位置

○ 操作

做好术前准备，选准穴位，常规消毒，采用 8# 改良注射器针头，0# 羊肠线，线的长度为 1~2cm，注线法，每 15 日埋植 1 次，每 2 周为 1 个疗程，共 3 个疗程。

胸　痹

胸痹，是以胸部闷痛为主症，多见膻中或心前区憋闷疼痛，甚则痛彻左肩背、咽喉、胃脘部、左上臂内侧等部位，呈反复发作性的一种痛证。轻者偶发短暂轻微的胸部沉闷或隐痛，或为发作性膻中或左胸不适感；重者疼痛剧烈，或呈压榨样绞痛。常伴有心悸、气短、呼吸不畅，甚至喘促、惊恐不安、面色苍白、冷汗自出等。多因劳累、饱餐、寒冷及情绪激动而诱发，亦可无明显诱因或安静时发病。本病与西医冠状动脉粥样硬化性心脏病（心绞痛、心肌梗死）关系密切，其他如心包炎、心脏自主神经功能紊乱等临床表现与本病特点相符者，均可参照本节治疗。

(病)(因)(病)(机)

中医学认为胸痹的发生多与寒邪内侵、饮食失调、情志失节、劳倦内伤、年迈体虚等因素有关。其病机有虚实两个方面，实为寒凝、血瘀、气滞、痰浊等痹阻胸阳，阻滞心脉；虚为气虚、阴伤、阳衰，肺、脾、肝、肾亏虚，心脉失养。在本病证的形成和发展过程中，大多先实而后致虚，亦有先虚而后致实。

治疗

处方（图6-44~图6-47）

主穴：心俞、巨阙为第1组；郄门、膻中为第2组（两组交替使用）。

配穴：

（1）气滞血瘀：太冲、肝俞、血海。

（2）痰浊痹阻：肺俞、丰隆、足三里。

（3）心肾两虚：命门、肾俞、气海。

肺俞：在脊柱区，第3胸椎棘突下，后正中线旁开1.5寸。

心俞：在脊柱区，第5胸椎棘突下，后正中线旁开1.5寸。

肝俞：在脊柱区，第9胸椎棘突下，后正中线旁开1.5寸。

肾俞：在脊柱区，第2腰椎棘突下，后正中线旁开1.5寸。

命门：在脊柱区，第2腰椎棘突下四陷中，后正中线上。

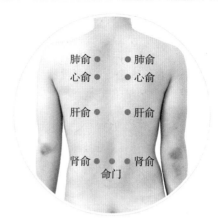

图6-44　部分处方穴位的体表位置（1）

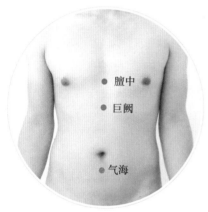

图6-45　部分处方穴位的体表位置（2）

膻中：在胸部，横平第4肋间隙，前正中线上。

巨阙：在上腹部，脐中上6寸，前正中线上。

气海：在下腹部，腹正中线上，脐中下1.5寸。肚脐直下食中两横指（约1.5寸）处即是本穴。

郄门：在前臂前区，腕掌侧远端横纹上5寸，掌长肌腱与桡侧腕屈肌腱之间。

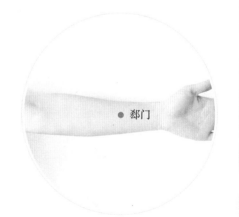

图6-46　郄门穴的体表位置

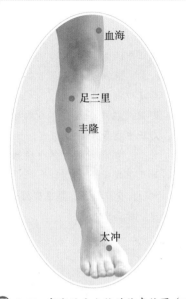

血海：在股前部，髌底内侧端上 2 寸，股内侧肌隆起处。

足三里：在小腿外侧，犊鼻下 3 寸，胫骨前嵴外一横指处，犊鼻与解溪连线上。

丰隆：在小腿外侧，外踝尖上 8 寸，胫骨前嵴外缘。条口外侧一横指处。

太冲：在足背，第 1、2 跖骨间，跖骨底结合部前方凹陷中，或触及动脉搏动。

图 6-47　部分处方穴位的体表位置（3）

⊛ 操作

做好术前准备，选准穴位，常规消毒，采用 8# 改良注射器针头，0# 羊肠线，线的长度为 1~2cm，注线法，每月 1 次，4 次为 1 个疗程。

⚠ 注意事项

治疗期间应密切观察患者心功能，背部腧穴埋线应注意针刺深度及角度，可采用平刺或透刺埋线。严重的冠心病、心绞痛者应进行综合治疗。

失　眠

失眠是由于入睡困难或睡眠维持障碍，导致睡眠时间不足或睡眠质量差，不能满足个体生理需要，而明显影响患者白天活动的一种睡眠障碍综合征。失眠在中医中称之为"不得眠""不得卧""目不瞑""不寐"等。

失眠主要表现为睡眠时间、深度的不足，轻者入睡困难，或寐而不酣，时寐时醒，或醒后不能再寐；重者彻夜不寐，常影响人们的正常生活。失眠是一种常见的生理心理疾患，不同性别和不同年龄阶段的人均可患。

病因病机

中医认为不寐的病因有很多，如情志所伤、劳逸失调、久病体虚、饮食不节等。病机主要是由于脏腑功能失调，心神不安所致。

治疗

○ 处方（图6-48~图6-51）

主穴：心俞、内关。

配穴：

（1）心肾不交：复溜、通里、三阴交。

（2）心脾两虚：脾俞、足三里。

（3）肝火扰心：肝俞、神门。

（4）痰火扰心：丰隆、肝俞、胆俞。

（5）心胆气虚：肝俞、胆俞。

　肺俞：在脊柱区，第3胸椎棘突下，后正中线旁开1.5寸。

　心俞：在脊柱区，第5胸椎棘突下，后正中线旁开1.5寸。

　肝俞：在脊柱区，第9胸椎棘突下，后正中线旁开1.5寸。

　胆俞：在脊柱区，第10胸椎棘突下，后正中线旁开1.5寸。

　脾俞：在脊柱区，第11胸椎棘突下，后正中线旁开1.5寸。

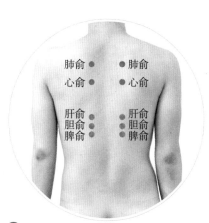

图6-48　部分处方穴位的体表位置（1）

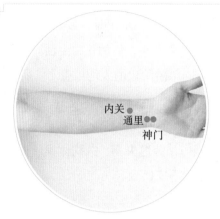

通里：在前臂前区，腕掌侧远端横纹上 1.5 寸，尺侧腕屈肌腱的桡侧缘。

内关：在前臂前区，腕掌侧远端横纹上 2 寸，掌长肌腱与桡侧腕屈肌腱之间。

神门：在腕前区，腕掌侧远端横纹尺侧端，尺侧腕屈肌腱的桡侧缘。

图 6-49　部分处方穴位的体表位置（2）

复溜：在小腿内侧，内踝尖上 2 寸，跟腱的前缘。

三阴交：在小腿内侧，内踝尖上 3 寸，胫骨内侧缘后际。

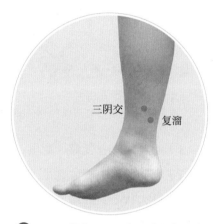

图 6-50　复溜、三阴交穴的体表位置

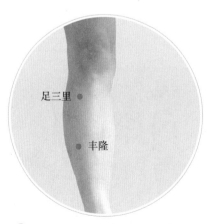

图 6-51　足三里、丰隆穴的体表位置

足三里：在小腿外侧，犊鼻下 3 寸，胫骨前嵴外一横指处，犊鼻与解溪连线上。

丰隆：在小腿外侧，外踝尖上 8 寸，胫骨前嵴外缘。条口外侧一横指处。

○ 操作

做好术前准备，选准穴位，常规消毒，采用 8# 改良注射器针头，0# 羊肠线，线的长度为 1~2cm，注线法，每 15 天埋植 1 次，4 次为 1 个疗程。

⚠ 注意事项

埋线治疗失眠有较好的疗效，但在治疗前应经系统的实验室检查，如由发热、咳喘、疼痛等其他疾病引起失眠的患者，应同时治疗原发病。另外，在诊断失眠时应排除因一时情绪紧张或因环境吵闹等导致睡眠不佳者。

头 痛

(概)(述)

头痛既是一种常见病证，也是一个常见症状，通常将局限于头颅上半部，包括眉弓、耳轮上缘和枕外隆突连线以上部位的疼痛统称为头痛。头痛的发病年龄常见于青年、中年和老年。头痛可以发生于多种急慢性疾病过程中，有时是某些相关疾病加重或恶化的先兆。神经痛、颅内感染、颅内占位病变、脑血管疾病、颅外头面部疾病，以及全身疾病如急性感染、中毒等均可导致头痛。西医学中的偏头痛以及国际上新分类的周期性偏头痛、紧张性头痛、丛集性头痛及慢性阵发性偏头痛等均可参考本节治疗。

(病)(因)(病)(机)

中医学认为头痛外因感受风、寒、湿、热等外邪，并以风邪为主；内因为情志失调、头部外伤、跌仆闪挫等导致瘀血阻滞，络脉不通，不通则痛，或先天不足、体虚久病、饮食劳倦、房室不节致清窍空虚，气血不养，不荣则痛。

治疗

✿ 处方（图6-52~图6-60）

主穴：百会、太阳、头维、合谷、印堂。

配穴：

（1）风寒头痛：风池。

（2）风热头痛：大椎。

（3）风湿头痛：三阴交。

（4）肝阳头痛：肝俞。

（5）肾虚头痛：命门、关元、肾俞。

（6）血虚头痛：足三里、三阴交。

（7）痰浊头痛：中脘、丰隆。

（8）瘀血头痛：膈俞、血海。

百会：在头部，前发际正中直上5寸。

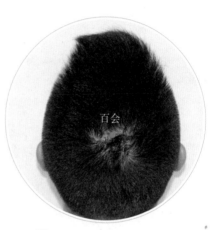

图 6-52　百会穴的体表位置

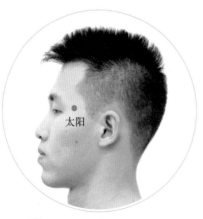

图 6-53　太阳穴的体表位置

太阳：在头部，当眉梢与目外眦之间，向后约一横指的凹陷中。

头维：在头部，额角发际直上0.5寸，头正中线旁开4.5寸。

印堂：在头部，两眉毛内侧端中间的凹陷中。

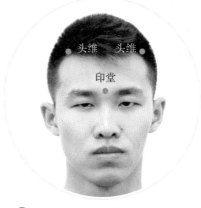

图6-54　头维、印堂穴的体表位置

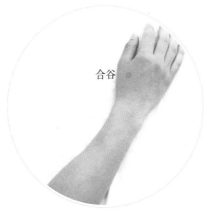

图6-55　合谷穴的体表位置

合谷：在手背，第2掌骨桡侧的中点处。

风池：在颈部，颈后区，枕骨之下，胸锁乳突肌上端与斜方肌上端之间的凹陷中。

大椎：在脊柱区，第7颈椎棘突下凹陷中，后正中线上。

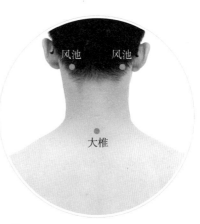

图6-56　风池、大椎穴的体表位置

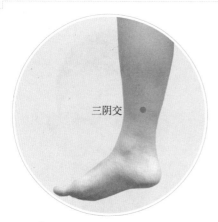

図 6-57　三阴交穴的体表位置

三阴交：在小腿内侧，内踝尖上 3 寸，胫骨内侧缘后际。

膈俞：在脊柱区，第 7 胸椎棘突下，后正中线旁开 1.5 寸。

肝俞：在脊柱区，第 9 胸椎棘突下，后正中线旁开 1.5 寸。

肾俞：在脊柱区，第 2 腰椎棘突下，后正中线旁开 1.5 寸。

命门：在脊柱区，第 2 腰椎棘突下凹陷中，后正中线上。

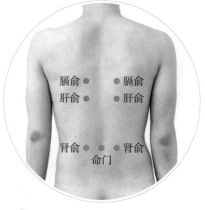

図 6-58　部分配穴的体表位置（1）

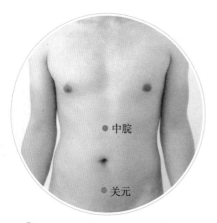

図 6-59　中脘、关元穴的体表位置

中脘：在上腹部，脐中上 4 寸，前正中线上。

关元：在下腹部，脐中下 3 寸，前正中线上。

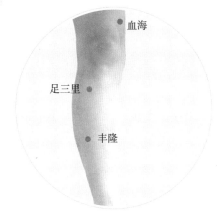

血海

足三里

丰隆

血海：在股前部，髌底内侧端上2寸，股内侧肌隆起处。

足三里：在小腿外侧，犊鼻下3寸，胫骨前嵴外一横指处，犊鼻与解溪连线上。

丰隆：在小腿外侧，外踝尖上8寸，胫骨前嵴外缘；条口外侧一横指处。

图6-60　部分配穴的体表位置（2）

操作

做好术前准备，选准穴位，常规消毒，采用8#改良注射器针头，0#羊肠线，线的长度为1~2cm，注线法，每15日埋植1次，3次为1个疗程。

⚠ 注意事项

埋线治疗头痛疗效显著，对某些功能性头痛能够达到治愈目的。对器质性病变引起的头痛，埋线也能改善症状，但应同时注意原发病的治疗。

癫　痫

概述

癫痫是一种发作性神志异常的疾病，是大脑神经元突发性异常放电，导致短暂的大脑功能障碍的一种慢性疾病。中医学亦称本病为"癫痫"，另外有"癫证""羊癫风"之名。

癫痫具有突然性、短暂性，反复发作的特点。发作时，患者常突然仆倒，昏不知人，口吐涎沫，两眼上吊或口中如猪羊叫声，醒如常人。本病有原发性和继发性两种，儿童发病多为先天遗传。

 病因病机

中医学认为癫痫是由于先天不足、劳累过度、七情失调、饮食不节或他病之后，脏腑功能失调，痰浊内阻，气机逆乱，风阳内动而发病。

治疗

处方（图6-61~图6-65）

主穴：大椎、陶道、筋缩、腰奇等督脉穴，或头部舞蹈震颤控制区、顶颞前斜线。

配穴：

（1）痰湿明显：丰隆。

（2）胃脘不适：足三里、鸠尾。

（3）智力障碍：内关。

大椎：在脊柱区，第7颈椎棘突下凹陷中，后正中线上。

陶道：在脊柱区，第1胸椎棘突下凹陷中，后正中线上。

筋缩：在脊柱区，第9胸椎棘突下凹陷中，后正中线上。

腰奇：在骶区，尾骨端直上2寸，骶角之间凹陷中。

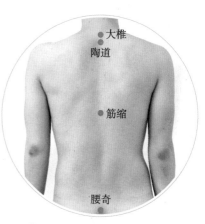

图6-61　部分主穴的体表位置

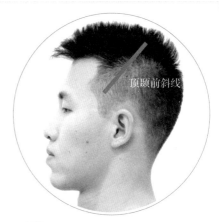

图 6-62　顶颞前斜线的体表位置

顶颞前斜线：在头顶部、头侧部，从头部经外穴前神聪至颞部胆经悬厘引一斜线。

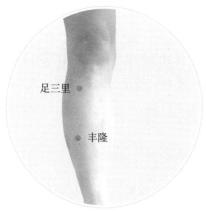

图 6-63　足三里、丰隆穴的体表位置

足三里：在小腿外侧，犊鼻下3寸，胫骨前嵴外一横指处，犊鼻与解溪连线上。

丰隆：在小腿外侧，外踝尖上8寸，胫骨前嵴外缘。条口外侧一横指处。

鸠尾：在上腹部，前正中线上，当胸剑结合部下1寸。

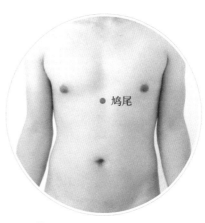

图 6-64　鸠尾穴的体表位置

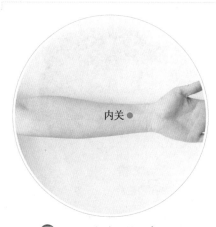

内关

内关：在前臂前区，腕掌侧
远端横纹上 2 寸，掌长肌腱与桡
侧腕屈肌腱之间。

图 6-65　内关穴的体表位置

🔅 操作

做好术前准备，选准穴位，常规消毒，采用 8# 改良注射器针头，0# 羊
肠线，线的长度为 1~2cm，注线法，头部埋线必须使用五官科的上额窦穿刺
针，每次选 2~4 穴，隔 20 天 1 次，5 次为 1 个疗程。

⚠ 注意事项

治疗期间禁烟、酒、辛辣、肥腻之品，避免劳累、攀高及在炉火旁工
作活动，避免精神刺激。癫痫的频繁发作、意识不清和病情严重者应综合
治疗。

痴　呆

概述

痴呆，是以呆傻愚笨为主要临床表现的一种神志疾病。轻者可见寡言少
语、反应迟钝、善忘等症；重者表现为神情淡漠、终日不语、哭笑无常、不
分昼夜、外出不知归途、不欲食、不知饥、二便失禁、生活不能自理等。本

病在心脑病证中较为常见，各个年龄阶段均可发病，但以老年最常见。本节所讨论的内容以成人痴呆为主，西医学的痴呆综合征、阿尔茨海默病、血管性痴呆、正常压脑积水、脑肿瘤、麻痹性痴呆、中毒性脑病等，当上述疾病出现类似本节的证候者，可参考本节进行论治。小儿先天性痴呆、老年抑郁症、老年精神病则不在讨论之列。

病因病机

中医学认为痴呆属于神志病变，多以内因为主，七情内伤，久病不复，年迈体虚等导致气血不足，肾精亏虚，痰瘀痹阻，渐使脑髓空虚，脑髓失养。其基本病机为髓减脑消，神机失用。本病病位在脑，与心、肝、脾、肾功能失调密切相关，证候特征以气血、肾精亏虚为本，以痰浊、瘀血之实邪为标，临床多见虚实夹杂之证。

治疗

◎ 处方（图 6-66、图 6-67）

主穴：肾俞、足三里。

配穴：膈俞、丰隆。

膈俞：在脊柱区，第 7 胸椎棘突下，后正中线旁开 1.5 寸。

肾俞：在脊柱区，第 2 腰椎棘突下，后正中线旁开 1.5 寸。

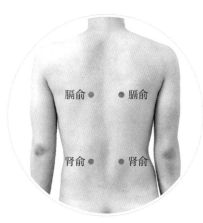

膈俞 ● ● 膈俞

肾俞 ● ● 肾俞

图 6-66　膈俞、肾俞穴的体表位置

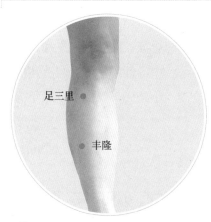

足三里：在小腿外侧，犊鼻下 3 寸，胫骨前嵴外一横指处，犊鼻与解溪连线上。

丰隆：在小腿外侧，外踝尖上 8 寸，胫骨前嵴外缘；条口外侧一横指处。

图 6-67　足三里、丰隆穴的体表位置

 操作

做好术前准备，选准穴位，常规消毒，采用 8# 改良注射器针头，0# 羊肠线，线的长度为 1~2cm，注线法，每 10 日埋线 1 次，共埋线 6 次。

面　瘫

概述

面瘫是指以口眼歪斜为主症的一种病证，中医学认为本病多因面部经脉空虚，风邪乘虚而入引起。本病好发于青壮年人，冬季和夏季多见，多数患者往往于清晨洗脸或漱口时突然发现一侧面颊动作不利、口角歪斜，或可出现前额皱纹消失、眼裂扩大、鼻唇沟平坦、口角下垂等表现。患者病侧不能做皱额、蹙眉、闭目、鼓气以及噘嘴等动作，在鼓腮和吹口哨时，因患侧口唇不能闭合而漏气。进食时，食物残渣常滞留于病侧的齿颊间隙内，并常有口水自患侧淌下。此外，由于泪点随下睑外翻，可使泪液不能按正常引流而外溢。面瘫中最常见者为面神经炎或贝尔麻痹。

病因病机

中医学认为本病多由于正气不足，脉络空虚，卫外不固，风邪趁虚而直中面部经络，导致气血痹阻，面部经络失于濡养，以致肌肉纵缓不收而发病。

治疗

○ 处方（图 6-68~ 图 6-73）

主穴：阳白、地仓、颊车。

配穴：

（1）风寒：风池、翳风。

（2）风热：合谷、大椎。

（3）气血不足：肝俞、肾俞、足三里。

阳白：在头部，眉上 1 寸，瞳孔直上。

地仓：在面部，口角旁开 0.4 寸（指寸）。

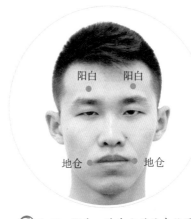

图 6-68　阳白、地仓穴的体表位置

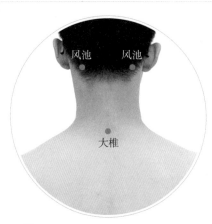

图6-69 风池、大椎穴的体表位置

风池：在颈部，颈后区，枕骨之下，胸锁乳突肌上端与斜方肌上端之间的凹陷中。

大椎：在脊柱区，第7颈椎棘突下凹陷中，后正中线上。

颊车：在面部，下颌角前上方一横指（中指）。

翳风：在颈部，耳垂后方，乳突下端前方凹陷中。

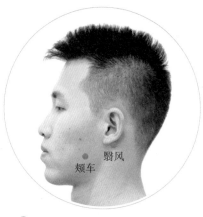

图6-70 颊车、翳风穴的体表位置

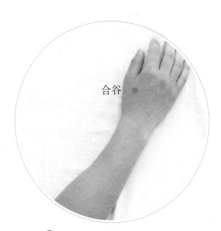

图6-71 合谷穴的体表位置

合谷：在手背，第2掌骨桡侧的中点处。

肝俞：在脊柱区，第9胸椎棘突下，后正中线旁开1.5寸。

肾俞：在脊柱区，第2腰椎棘突下，后正中线旁开1.5寸。

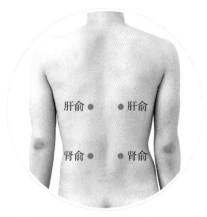

图 6-72　肝俞、肾俞穴的体表位置

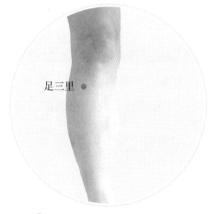

足三里：在小腿外侧，犊鼻下3寸，胫骨前嵴外一横指处，犊鼻与解溪连线上。

图 6-73　足三里穴的体表位置

操作

做好术前准备，选准穴位，常规消毒，采用8#改良注射器针头，0#羊肠线，线的长度为1~2cm，透穴埋线法和注线法，患侧局部太阳透阳白、太阳透颧髎、颊车透地仓等，20~30天治疗1次，2~3次为1个疗程。

注意事项

埋线时注意压迫止血，术后面部尽量免受风寒，禁食生冷、刺激之食物，治疗期间配合以手按摩，揉搓面部，以提高疗效。

面 痛

概述

面痛是以眼部、面颊部出现放射性、烧灼样抽掣性疼痛为主要临床表现的疾病，又称"面风痛""面颊痛"。本病多发于40岁以上，女性多见，以右侧面部疼痛最为常见，相当于西医学的三叉神经痛。三叉神经分为眼支（第1支）、上颌支（第2支）和下颌支（第3支），临床以第2支、第3支同时发病者最多。

病因病机

中医学认为面痛多与外感、情志、外伤等因素有关。风寒之邪侵袭面部，寒性收引，凝滞筋脉，阳明、太阳经脉受累，气血痹阻；或风热毒邪，侵淫面部，经脉气血运行不畅；或情志不调，气血瘀滞；或外伤面部，经络气血痹阻不通。

治疗

处方（图 6-74~ 图 6-80 ）

主穴：

第1支痛：攒竹透阳白、丝竹空透鱼腰、外关。

第2支痛：四白、颧髎、迎香、下关、合谷。

第3支痛：夹承浆、翳风、颊车透大迎、内庭。

配穴：

（1）风寒证：风池、列缺。

（2）风热证：风池、曲池。

（3）气血瘀滞：内关、太冲。

阳白：在头部，眉上1寸，瞳孔直上。

攒竹：在面部，眉头凹陷中，额切迹处。

鱼腰：在面部，眉毛的中心。

丝竹空：在面部，眉梢凹陷处。

四白：在面部，瞳孔直下，当眶下孔凹陷处。

迎香：在面部，鼻翼外缘中点旁，鼻唇沟中。

夹承浆：在面部，承浆穴外侧约1寸的凹陷中。

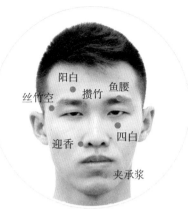

图6-74　部分处方穴位的体表位置（1）

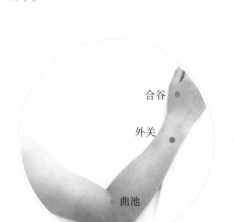

图6-75　部分处方穴位的体表位置（2）

合谷：在手背，第2掌骨桡侧的中点处。

外关：在前臂后区，腕背侧远端横纹上2寸，尺骨与桡骨间隙中点。

曲池：在肘区，尺泽与肱骨外上髁连线的中点凹陷处。

下关：在面部，颧弓与下颌切迹之间的凹陷中。闭口，由耳屏向前循摸有一高骨，其下有一凹陷即是本穴。

颧髎：在面部，颧骨下缘，目外眦直下凹陷中。

颊车：在面部，下颌角前上方一横指（中指）。

翳风：在颈部，耳垂后方，乳突下端前方凹陷中。

大迎：在面部，下颌角前方，咬肌附着部前缘，面动脉搏动处。

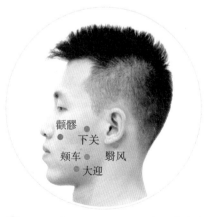

图6-76　部分处方穴位的体表位置（3）

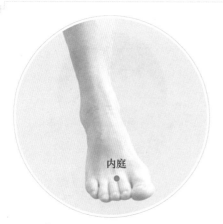

图6-77 内庭穴的体表位置

内庭：在足部，足背第2、3趾间，趾蹼缘后方赤白肉际处。

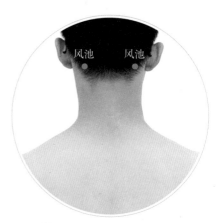

图6-78 风池穴的体表位置

风池：在颈部，颈后区，枕骨之下，胸锁乳突肌上端与斜方肌上端之间的凹陷中。

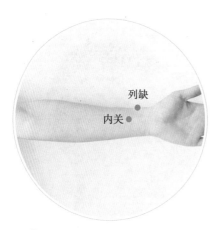

图6-79 列缺、内关穴的体表位置

列缺：在前臂，腕掌侧远端横纹上1.5寸，拇短伸肌腱与拇长展肌腱之间，拇长展肌腱沟的凹陷中。两手虎口自然平直交叉，一手食指按在另一手桡骨茎突上，指尖下凹陷中是穴。

内关：在前臂前区，腕掌侧远端横纹上2寸，掌长肌腱与桡侧腕屈肌腱之间。

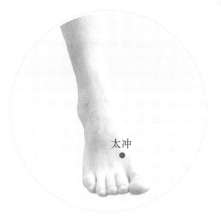

太冲：在足背，第1、2跖骨间，跖骨底结合部前方凹陷中，或触及动脉搏动。

图 6-80　太冲穴的体表位置

○ 操作

做好术前准备，选准穴位，常规消毒，采用8#改良注射器针头，0#羊肠线，线的长度为0.2~0.5cm，透穴埋线法和注线法。透穴埋线法采用平刺法从攒竹进针，针尖指向阳白方向埋入羊肠线，丝竹空透鱼腰、颊车透大迎操作同前，其余穴位采用注线法，一般5次为1个疗程，两次埋线间隔15天，若第1疗程治愈，可继续埋线1个疗程以巩固疗效。

⚠ 注意事项

埋线过程中要防止感染，全部穴位做完后用消毒棉签蘸金霉素眼药膏涂布针眼。面部穴位埋线宜浅，尽量减少出血。3天内用湿毛巾擦脸，擦后再用金霉素眼药膏涂布针眼，不能用化妆品。

中风后遗症

中风后遗症是中风发生1年后还存在半身不遂、语言障碍或口眼歪斜等症状的疾病，缺血性中风后遗症临床主要表现为偏瘫；出血性中风常遗留不同程度的运动障碍、认知障碍、言语吞咽障碍等。相当于中医学中风之"偏枯""偏风"的范畴，本病多发生于 50 岁以后，男性略多于女性。

病因病机

中医学认为本病病因多为风、火、痰、虚、瘀错杂为患。中风之后，血脉瘀阻，气血不能濡养机体以致半身不遂、口眼歪斜、神志障碍；或因中风之中脏腑之后脑络瘀阻、神志不清、肢体拘急；甚至风阳痰火，内闭神窍而致不省人事。其病变部位以督脉和膀胱经为主。

治疗

◎ 处方（图 6-81~ 图 6-92）

主穴：

处方一：大椎、肩髃、曲池、合谷、环跳、足三里、悬钟。

处方二：筋缩、臂臑、手三里、阳池、伏兔、阳陵泉、解溪。

配穴：

（1）肝阳上亢：丰隆、肝俞。

（2）久病肾虚：肾俞、三阴交。

（3）瘀血内停：膈俞、血海。

（3）语言不利：用头针施于头部健侧顶颞前斜线下 2/5。

（4）吞咽困难：风池。

（5）肌肉萎缩：脾俞、风市。

注：两组主穴轮流取用，均取患侧。每次埋线根据辨证分型加 1~2 个配穴，配穴左右交替。

风池：在颈部，颈后区，枕骨之下，胸锁乳突肌上端与斜方肌上端之间的凹陷中。

大椎：在脊柱区，第7颈椎棘突下凹陷中，后正中线上。

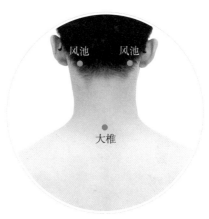

图 6-81　风池、大椎穴的体表位置

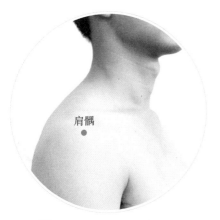

图 6-82　肩髃穴的体表位置

肩髃：在肩部，三角肌区，肩峰外侧缘前端与肱骨大结节两骨间凹陷中。

臂臑：在臂外侧部，曲池上7寸、曲池与肩髃连线上、三角肌止点处。屈肘，紧握拳，上肢用力令其紧张，肩上三角肌下端的偏内侧处即是本穴。

曲池：在肘区，尺泽与肱骨外上髁连线的中点凹陷处。

手三里：在肘部，肘横纹下2寸、阳溪与曲池连线上。屈肘立掌，桡侧肘横纹头（即曲池穴）向前两拇指（阳溪穴与曲池穴的连线上）处即是本穴。

阳池：在腕部，腕背横纹中，指总伸肌腱尺侧缘凹陷中。

合谷：在手背，第2掌骨桡侧的中点处。

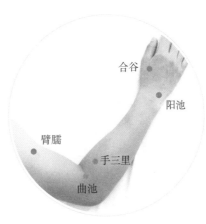

图 6-83　部分处方穴位的体表位置（1）

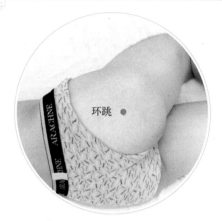

图 6-84　环跳穴的体表位置

环跳：在臀外下部，股骨大转子高点与骶管裂孔连线的外 1/3 与内 2/3 的交点处。侧卧位，下面的腿伸直，医生以拇指指关节横纹、按在大转子头上，当拇指尖所指处即是本穴。

风市：在股部，髌底上 7 寸，直立垂手，掌心贴于大腿时，中指尖所指凹陷中，髂胫束后缘。

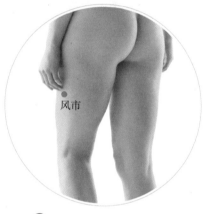

图 6-85　风市穴的体表位置

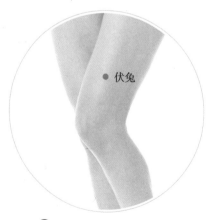

图 6-86　伏兔穴的体表位置

伏兔：在大腿外侧部，髂前上棘与髌底外侧端的连线上，髌骨上缘上 6 寸。正坐屈膝成直角，医生以手掌后第一横纹中点按在髌骨上缘中点，手指并拢押在大腿上，当中指尖端所到达处即是本穴。

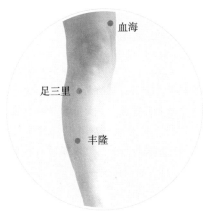

图 6-87　部分处方穴位的体表位置（2）

血海：在股前部，髌底内侧端上2寸，股内侧肌隆起处。

足三里：在小腿外侧，犊鼻下3寸，胫骨前嵴外一横指处，犊鼻与解溪连线上。

丰隆：在小腿外侧，外踝尖上8寸，胫骨前嵴外缘；条口外侧一横指处。

阳陵泉：在小腿外侧部，腓骨头前下方凹陷中。

悬钟：在小腿外侧部，外踝高点上3寸，腓骨前缘。由外踝尖直向上量四横指，当腓骨前缘处即是本穴。

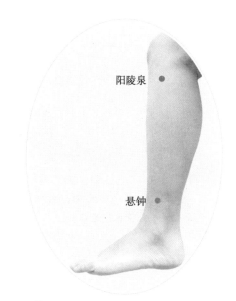

图 6-88　阳陵泉、悬钟穴的体表位置

膈俞：在脊柱区，第7胸椎棘突下，后正中线旁开1.5寸。

筋缩：在脊柱区，第9胸椎棘突下凹陷中，后正中线上。

肝俞：在脊柱区，第9胸椎棘突下，后正中线旁开1.5寸。

脾俞：在脊柱区，第11胸椎棘突下，后正中线旁开1.5寸。

肾俞：在脊柱区，第2腰椎棘突下，后正中线旁开1.5寸。

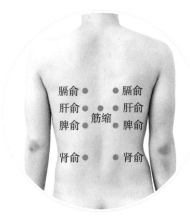

图 6-89　部分处方穴位的体表位置（3）

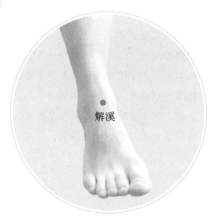

图 6-90　解溪穴的体表位置

解溪：在足部，足背踝关节横纹的中央，拇长伸肌腱与趾长伸肌腱之间。平卧足背屈，踝关节前横纹中两条大筋（趾长伸肌腱与长肌腱）之间的凹陷处，与第2足趾正对处即是本穴。

三阴交：在小腿内侧，内踝尖上3寸，胫骨内侧缘后际。

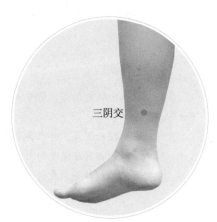

图 6-91　三阴交穴的体表位置

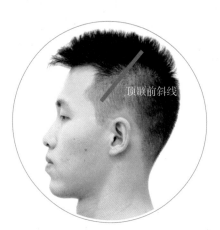

图 6-92　顶颞前斜线

顶颞前斜线：在头顶部、头侧部，从头部经外穴前神聪至颞部胆经悬厘引一斜线。

操作

做好术前准备，选准穴位，常规消毒，采用 9# 一次性无菌埋线针，2-0# 羊肠线，线的长度为 1cm，注线法。早期每 20 天 1 次，连续两个月，之后每 30 天 1 次，3 次为 1 个疗程，一般治疗 2 个疗程后可评估治疗效果。

注意事项

应在常规康复训练（运动疗法、作业疗法及物理疗法等）的基础上进行穴位埋线治疗。埋线后可轻轻按摩埋线部位每天 2~3 次，10 天内禁食鱼、虾等海产品和生冷、辛辣食物。

慢性前列腺炎

概述

慢性前列腺炎是以尿频、尿急、尿痛、夜尿多、小腹以及会阴部疼痛不适为主要症状的一种男性泌尿系统疾病，以青壮年较为常见，发病时常影响工作和生活，还有可能引起性功能下降，甚至导致不育。其病理变化表现为腺泡周围的炎性反应，伴单核细胞及淋巴细胞浸润，后期腺泡周围组织增生、纤维化、腺体萎缩，抗生素治疗效果不明显。慢性前列腺炎属中医学"淋证""精浊"范畴。近年来，慢性前列腺炎发病率急剧上升，占泌尿外科门诊病例的 1/5~1/4，因其病因复杂，症状多样，导致治疗效果一直难以令人满意，且复发率高，给患者和家属造成了很大的身心伤害。

病因病机

中医学认为其发病的原因主要为房劳过度、过食肥甘厚味、吸烟酗酒等导致下焦瘀滞内阻，精室内扰或湿浊内生，湿热下注而致；亦可因房劳体虚，素体多病，致使脾肾亏虚，阴虚内热，热扰精室而发本病。且前列腺局部为任督二脉、肝脾肾经所过，所以涉及脏腑以肝、脾、肾为主。

治疗

🔹 处方（图6-93~图6-97）

主穴：肾俞、膀胱俞、三阴交、足三里、水道、归来、阴陵泉（上述穴位左右交替使用）、曲骨、关元。

配穴：

（1）尿频、尿痛、尿道不适、尿等待、尿滴沥、大小便后"滴白"加中极。

（2）焦虑、抑郁加神门。

注：一般每次用主穴穴位4~5个。

肾俞：在脊柱区，第2腰椎棘突下，后正中线旁开1.5寸。

膀胱俞：在骶区，横平第2骶后孔，骶正中嵴旁开1.5寸。

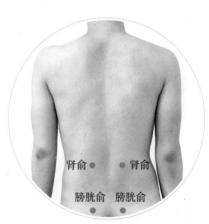

图 6-93　肾俞、膀胱俞穴的体表位置

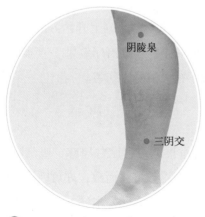

图 6-94　阴陵泉、三阴交穴的体表位置

阴陵泉：在小腿内侧，胫骨内侧髁下缘与胫骨内侧缘之间的凹陷中。

三阴交：在小腿内侧，内踝尖上3寸，胫骨内侧缘后际。

足三里：在小腿外侧，犊鼻下3寸，胫骨前嵴外一横指处，犊鼻与解溪连线上。

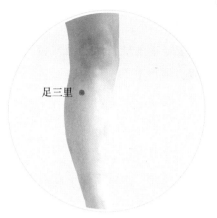

足三里

图6-95 足三里穴的体表位置

水道：在下腹部，脐中下3寸，前正中线旁开2寸。

归来：在下腹部，脐中下4寸，前正中线旁开2寸。前正中线上，耻骨联合上缘上一横指（拇指），中极穴旁外两横指处即是本穴。

关元：在下腹部，脐中下3寸，前正中线上。

曲骨：在腹下部，前正中线上，耻骨联合上缘的中点。

中极：在腹部，腹正中线上，脐中下4寸。仰卧位，前正中线延长至下腹部之耻骨联合处，由此交点处向上一横指处即是本穴。

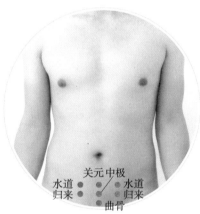

关元 中极
水道 水道
归来 归来
曲骨

图6-96 部分处方穴位的体表位置

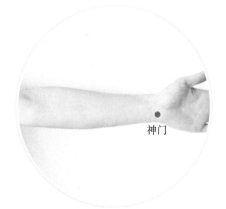

神门

图6-97 神门穴的体表位置

神门：在腕前区，腕掌侧远端横纹尺侧端，尺侧腕屈肌腱的桡侧缘。

💲 操作

做好术前准备，选准穴位，常规消毒，采用 9# 一次性腰穿针，3-0# 羊肠线，线的长度为 1.0~1.5cm，注线法。20 天治疗 1 次，3 次为 1 个疗程，一般需连续治疗 3 个疗程。

⚠️ 注意事项

埋线前，嘱患者先上厕所，排光尿液。埋线时膀胱俞、肾俞应向脊柱方向斜刺，曲骨、中极操作时动作宜轻柔，避免刺及膀胱。嘱患者在治疗期间应多饮温开水，节制房事，避免食辛辣及肥甘厚味，戒烟酒，保持良好的作息习惯，坚持适当运动。

第七章 妇儿病证

痛 经

概述

痛经是一种常见的妇科疾病，以正值经期或经行前后出现周期性小腹疼痛或痛引腰骶为主要临床表现，严重者可伴恶心呕吐、冷汗淋漓、手足逆冷，甚至昏厥，给工作及生活带来影响。国内抽样调查显示，我国妇女中痛经发生率为33.1%，严重影响工作者占13.55%。西医学将痛经分为原发性痛经和继发性痛经，前者又称功能性痛经，是指生殖器官无器质性病变，青春期常见，多在初潮后12个月内有排卵期月经建立后发病；后者是指由于盆腔器质性疾病所引起的痛经。本病相当于中医学中"月水来腹痛""经行腹痛"等疾病。

病因病机

本病病因比较复杂，多与外邪侵袭、脏腑功能异常及情志失调等因素有关，病位在子宫、冲任，以"不通则痛"或"不荣则痛"为主要病机，大体分为虚、实两类。属于实者，多在于肝、脾，多因郁怒或寒凝，致胞脉凝滞不通，不通则痛；属于虚者，多在于肝、脾、肾，多因阳虚，或精亏，或气血不足，致胞脉失养，不荣则痛。其之所以伴随月经周期而发，又与经期及经期前后特殊的生理状态有关。未行经期间，由于冲任气血平和，致病因素尚不足以引起冲任、子宫气血瘀滞或不足，故平时不发生疼痛。经期前后，血海由满盈而泄溢，气血盛实而骤虚，子宫、冲任气血变化较平时急剧，易受致病因素影响，加之体质因素的干扰，导致子宫、冲任气血运行不畅或失于煦濡，不通或不荣而痛。经净后子宫、冲任血气渐复，则疼痛自止。但若病因未除，素体状况未获改善，则下次月经来潮，疼痛又复发。

治疗

处方（图 7-1～图 7-5）

主穴：子宫、次髎、合谷、归来、足三里、血海、三阴交、地机（均取单侧）。

配穴：

（1）气滞血瘀：中极、气海。

（2）肾阴虚：肾俞、太溪。

（3）肾阳虚：命门、肾俞。

（4）湿热凝滞：太冲、丰隆。

注：每次依辨证取全部主穴和 1～2 个配穴进行穴位埋线，左右交替。

子宫：在下腹部，中极穴旁开 3 寸。

归来：在下腹部，脐中下 4 寸，前正中线旁开 2 寸。前正中线上，耻骨联合上缘上一横指（拇指），中极穴旁外两横指处即是本穴。

中极：在腹部，腹正中线上，脐中下 4 寸。仰卧位，前正中线延长至下腹部之耻骨联合处，由此交点处向上一横指处即是本穴。

气海：在下腹部，腹正中线上，脐中下 1.5 寸。肚脐直下食中两横指（约 1.5 寸）处即是本穴。

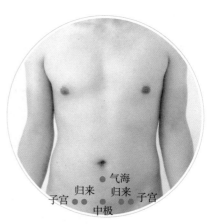

图 7-1 部分处方穴位的体表位置（1）

肾俞：在脊柱区，第2腰椎棘突下，后正中线旁开1.5寸。

命门：在脊柱区，第2腰椎棘突下凹陷中，后正中线上。

次髎：在骶部，正对第2骶后孔中。

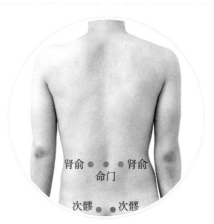

图7-2　部分处方穴位的体表位置（2）

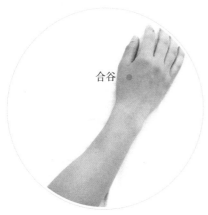

图7-3　合谷穴的体表位置

合谷：在手背，第2掌骨桡侧的中点处。

血海：在股前部，髌底内侧端上2寸，股内侧肌隆起处。

足三里：在小腿外侧，犊鼻下3寸，胫骨前嵴外一横指处，犊鼻与解溪连线上。

丰隆：在小腿外侧，外踝尖上8寸，胫骨前嵴外缘；条口外侧一横指处。

太冲：在足背，第1、2跖骨间，跖骨底结合部前方凹陷中，或触及动脉搏动。

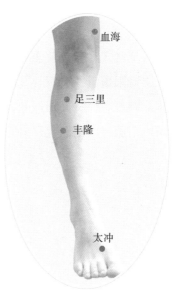

图7-4　部分处方穴位的体表位置（3）

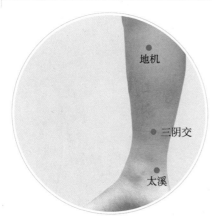

地机：在小腿部，内踝尖与阴陵泉连线上，阴陵泉下 3 寸。胫骨后缘，阴陵泉穴下四横指处即是本穴。

三阴交：在小腿内侧，内踝尖上 3 寸，胫骨内侧缘后际。

太溪：在足部，踝区，内踝尖与跟腱之间的凹陷中。

图 7-5　部分处方穴位的体表位置（4）

◉ 操作

做好术前准备，选准穴位，常规消毒，采用 8# 一次性腰穿针，0# 羊肠线，线的长度为 1cm，注线法。每于月经前 3~7 天治疗最佳，每月治疗 1 次，3 次为 1 个疗程，连续治疗 1 个疗程后评估疗效。

⚠ 注意事项

刺入子宫穴时需有较强烈的针感向小腹内放射，刺入中极穴时注意勿刺及膀胱，肾阳虚者在命门、肾俞加灸，效果更佳。患者于治疗当日内埋线处勿沾水。嘱患者保持心情舒畅，注意保暖，尤其是腹部和腿脚，实在疼痛难忍，可以口服一些由医生开出的止痛药。

月经不调

㮣述

月经不调是以月经的周期、经期、经量异常为主要临床表现的病症，以伴随月经周期，或于经断前后出现明显症状为特征。主要包括：月经先期、月经后期、月经先后无定期等。本病是妇科临床的常见病、多发病。

病因病机

本病的病因主要是寒热湿邪侵袭、情志因素、房事所伤、饮食适宜、劳倦过度和体质因素。先天不足，外感风寒湿热邪气，客于胞中，损伤冲脉；或因忧思郁怒，冲气逆乱；或因房事、饮食不足、劳倦过度导致精气亏虚或气血不足，胞脉失于所养。病机主要是脏腑功能失常，血气不和，直接或间接地损伤冲、任、督、带和胞宫、胞脉、胞络，以及肾－天癸－冲任－胞宫轴失调。

治疗

○ 处方

1. 月经先期（图 7-6~ 图 7-13）

主穴：气海、关元、血海、三阴交。

配穴：

（1）湿热证：曲池或行间。

（2）虚热证：太溪。

（3）气虚证：脾俞、足三里。

（4）月经过多：隐白。

（5）腰骶疼痛：肾俞、次髎。

气海：在下腹部，腹正中线上，脐中下1.5寸。肚脐直下食中两横指（约1.5寸）处即是本穴。

关元：在下腹部，脐中下3寸，前正中线上。

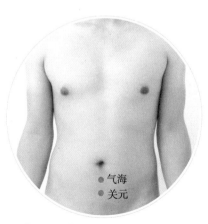

图 7-6 气海、关元穴的体表位置

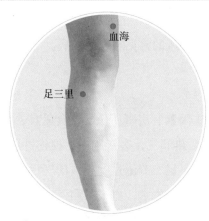

血海：在股前部，髌底内侧端上2寸，股内侧肌隆起处。

足三里：在小腿外侧，犊鼻下3寸，胫骨前嵴外一横指处，犊鼻与解溪连线上。

图7-7　血海、足三里穴的体表位置

曲池：在肘区，尺泽与肱骨外上髁连线的中点凹陷处。

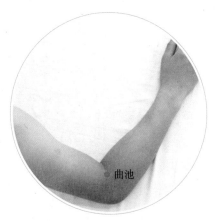

图7-8　曲池穴的体表位置

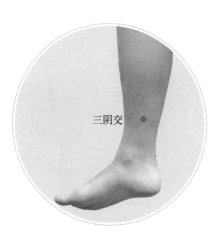

三阴交：在小腿内侧，内踝尖上3寸，胫骨内侧缘后际。

图7-9　三阴交穴的体表位置

行间：在足背侧，第
1、2 趾间，趾蹼缘后方赤
白肉际处。

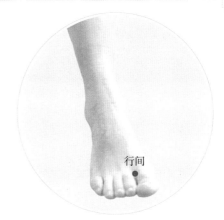

图图 7-10　行间穴的体表位置

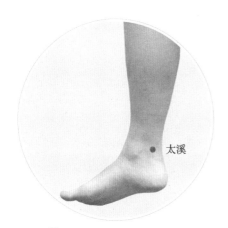

图 7-11　太溪穴的体表位置

太溪：在足部，踝
区，内踝尖与跟腱之间
的凹陷中。

脾俞：在脊柱区，第 11 胸椎
棘突下，后正中线旁开 1.5 寸。

肾俞：在脊柱区，第 2 腰椎棘
突下，后正中线旁开 1.5 寸。

次髎：在骶部，正对第 2 骶后
孔中。

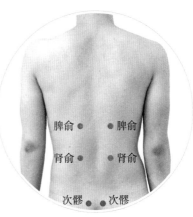

图 7-12　部分处方穴位的体表位置（1）

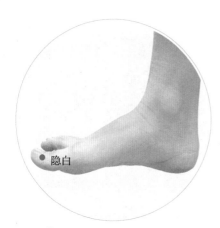

隐白：在足趾，大趾末节
外侧，趾甲根角侧后方 0.1 寸
（指寸）。

图 7-13　隐白穴的体表位置

2. 月经后期（图 7-14～图 7-17）

主穴：气海、归来、血海、三阴交。

配穴：

（1）寒实证：神阙（灸法）、子宫。

（2）虚寒证：命门、腰阳关。

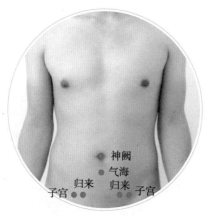

归来：在下腹部，脐中下 4 寸，前正中
线旁开 2 寸。前正中线上，耻骨联合上缘上
一横指（拇指），中极穴旁外两横指处即是
本穴。

气海：在下腹部，腹正中线上，脐中
下 1.5 寸。肚脐直下食中两横指（约 1.5 寸）
处即是本穴。

神阙：在腹中部，脐中央。

子宫：在下腹部，中极穴旁开 3 寸。

图 7-14　部分处方穴位的体表位置（2）

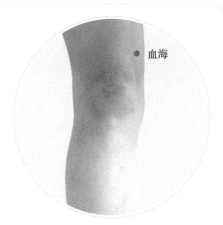

图7-15　血海穴的体表位置

血海：在股前部，髌底内侧端上2寸，股内侧肌隆起处。

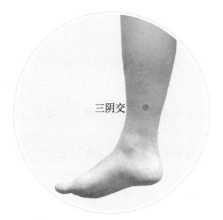

图7-16　三阴交穴的体表位置

三阴交：在小腿内侧，内踝尖上3寸，胫骨内侧缘后际。

命门：在脊柱区，第2腰椎棘突下凹陷中，后正中线上。

腰阳关：在腰部，当后正中线上，第4腰椎棘突下凹陷中。

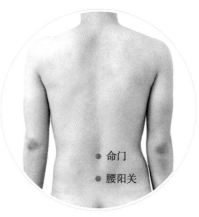

图7-17　命门、腰阳关穴的体表位置

3. 月经先后无定期（图7-18~图7-22）

主穴：关元、肝俞、三阴交、交信。

配穴：

（1）肝郁：期门、太冲。

（2）肾虚：肾俞、太溪。

（3）胸胁胀痛：膻中、内关。

膻中：在胸部，横平第4肋间隙，前正中线上。

期门：在侧胸部，乳头直下、第6肋间隙处。

关元：在下腹部，脐中下3寸，前正中线上。

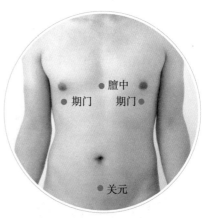

图7-18　部分处方穴位的体表位置（3）

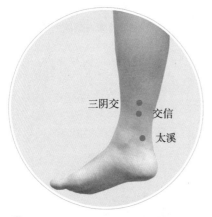

图7-19　部分处方穴位的体表位置（4）

三阴交：在小腿内侧，内踝尖上3寸，胫骨内侧缘后际。

交信：在小腿内侧部，太溪直上2寸，复溜前0.5寸，胫骨内侧缘的后方。

太溪：在足部，踝区，内踝尖与跟腱之间的凹陷中。

太冲：在足背，第1、2跖骨间，跖骨底结合部前方凹陷中，或触及动脉搏动。

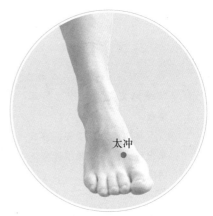

图7-20　太冲穴的体表位置

肝俞：在脊柱区，第 9 胸椎棘突下，后正中线旁开 1.5 寸。

肾俞：在脊柱区，第 2 腰椎棘突下，后正中线旁开 1.5 寸。

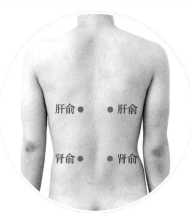

图7-21　肾俞穴的体表位置

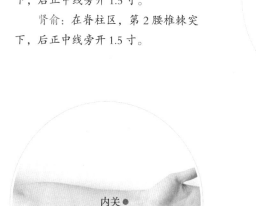

图7-22　内关穴的体表位置

内关：在前臂前区，腕掌侧远端横纹上 2 寸，掌长肌腱与桡侧腕屈肌腱之间。

操作

做好术前准备，选准穴位，常规消毒，采用 9# 改良注射针头，3-0# 羊肠线，线的长度为 1cm，注线法。每于月经前 3~7 天治疗最佳，每月治疗 1 次，3 次为 1 个疗程，连续治疗 1 个疗程后评估疗效。

注意事项

膻中采用平刺进针，命门和腰阳关亦可加灸法。患者治疗当日埋线处勿沾水。嘱咐患者注意保暖，避免寒邪侵袭，保持心情舒畅，远离烟酒，忌食辛辣等有刺激的食物，禁食肥甘厚味，以防止助湿生热。

绝经前后诸证

概述

　　绝经前后诸证指妇女在绝经前后因卵巢功能衰退引起内分泌失调和自主神经功能紊乱而出现的一系列症状。其症状复杂多样，以围绕月经紊乱或绝经，出现如眩晕耳鸣、烘热汗出、烦躁易怒、潮热面红、心悸失眠，或腰背酸楚、面浮肢肿、纳呆便溏，或皮肤蚁行感、情志不宁等症状为主要表现。

　　临床药物治疗效果不甚理想，严重影响患者的生活治疗，也给患者的家庭造成很大困扰。本病属于西医学围绝经期综合征范畴。

病因病机

　　《素问·上古天真论》云："七七任脉虚，太冲脉衰少，天癸竭，地道不通。"故本病的发生主要是由于妇女肾－冲任－天癸－胞宫轴渐衰，精血不足，阴阳不调，而出现肾气偏盛偏衰的现象。如不能适应，或劳力、劳心过度，则营血暗耗，使阴阳二气不相平衡，脏腑气血不相协调，肾虚不能濡养温煦其他脏器，因而诸症蜂起。因此，肾虚所致脏腑气血功能失调，是本病的主要病机。

治疗

处方（图7-23~图7-25）

　　主穴：肝俞、脾俞、志室、中脘、关元。

　　配穴：

　　（1）肾阴虚：太溪、大赫、三阴交。

　　（2）肾阳虚：命门、气海、肾俞。

　　注：每次选取全部主穴和1~2个配穴，均取单侧，两侧交替。

肝俞：在脊柱区，第9胸椎棘突下，后正中线旁开1.5寸。

脾俞：在脊柱区，第11胸椎棘突下，后正中线旁开1.5寸。

肾俞：在脊柱区，第2腰椎棘突下，后正中线旁开1.5寸。

命门：在脊柱区，第2腰椎棘突下凹陷中，后正中线上。

志室：在腰部，第2腰椎棘突下旁开3寸。先取命门穴（参考命门穴的取穴法），再由命门穴双侧各旁开四横指处即是本穴。

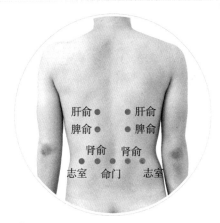

图7-23　部分处方穴位的体表位置（1）

中脘：在上腹部，脐中上4寸，前正中线上。

气海：在下腹部，腹正中线上，脐中下1.5寸。肚脐直下食中两横指（约1.5寸）处即是本穴。

关元：在下腹部，脐中下3寸，前正中线上。

大赫：在下腹部，当脐中下4寸，前正中线旁开0.5寸。

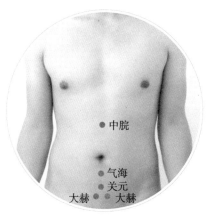

图7-24　部分处方穴位的体表位置（2）

三阴交：在小腿内侧，内踝尖上3寸，胫骨内侧缘后际。

太溪：在足部，踝区，内踝尖与跟腱之间的凹陷中。

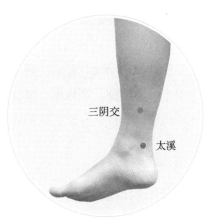

图7-25　三阴交、太溪穴的体表位置

125

操作

做好术前准备，选准穴位，常规消毒，采用 9# 一次性无菌注射针，0-0# 羊肠线，线的长度为 1.0~1.5cm，注线法。根据病情及病人对肠线的吸收情况，一般 20 天埋线 1 次，3 次为 1 个疗程，连续治疗 3 个疗程后评估疗效。

⚠ 注意事项

脾俞、肝俞、志室应向着脊柱方向斜刺，针刺时应避免感染，如有出血，应将血挤干净后覆盖消毒纱布保护针孔。嘱咐患者保持心情舒畅，放宽心胸，有事情多和朋友交谈，少吃高热高糖食品，保证充足的睡眠，选用适当的化妆品，保持靓丽的容颜。

闭 经

概述

闭经是指凡年过 16 周岁，月经尚未来潮，或月经周期已建立后又中断 6 个月以上，或月经停闭超过了 3 个月经周期者，前者称为原发性闭经，后者称为继发性闭经。虽然中医无相应病名，但该病临床表现似可归属于"产后虚劳""闭经""产后血晕""劳瘵"等范畴。对先天性生殖器官缺如，或后天器质性损伤而无月经者，因非后天治疗所能奏效，故不属于本节讨论范畴。对于青春期前、妊娠期、哺乳期、绝经前后的月经停闭不行或月经初潮后 1 年内停闭不行，有无其他不适者，不做闭经论。

病因病机

中医认为闭经发生的原因有虚实两个方面。虚者，多因肾气不足，冲任亏虚；或肝血亏虚，精血不足；或脾胃虚弱，气血乏源；或阴虚血燥，精亏血少，导致冲任血海空虚，源断其流，无血可下，而致闭经。实者，多为气血阻滞，或痰湿流注下焦，使血流不畅，冲任阻滞，血海阻隔，经血不得下行而成闭经。

治疗

患者先口服地屈孕酮片，每次 20mg，每日 1 次，连续 7 天，停药后出现撤退性出血，在经净第 1 天进行穴位埋线。

○ 处方（图 7-26~ 图 7-32）

主穴：三阴交、关元、气海、子宫、中极、合谷、带脉。

配穴：

（1）脾肾阳虚：足三里、太溪、脾俞、肾俞、中脘。

（2）痰湿阻滞：丰隆、大肠俞、上巨虚。

（3）气滞血瘀：太冲、肝俞、血海。

注：每次取 3~4 个主穴，并根据病证分型取 2~3 个配穴进行治疗。

三阴交：在小腿内侧，内踝尖上 3 寸，胫骨内侧缘后际。

太溪：在足部，踝区，内踝尖与跟腱之间的凹陷中。

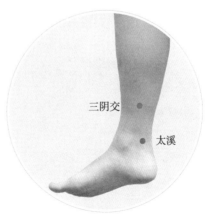

图 7-26 三阴交、太溪穴的体表位置

127

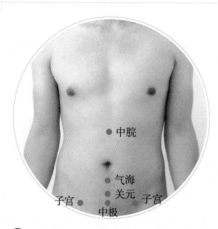

中脘：在上腹部，脐中上4寸，前正中线上。

气海：在下腹部，腹正中线上，脐中下1.5寸。肚脐直下食中两横指(约1.5寸)处即是本穴。

关元：在下腹部，脐中下3寸，前正中线上。

子宫：在下腹部，中极穴旁开3寸。

中极：在腹部，腹正中线上，脐中下4寸。仰卧位，前正中线延长至下腹部之耻骨联合处，由此交点处向上一横指处即是本穴。

图7-27　部分处方穴位的体表位置（1）

合谷：在手背，第2掌骨桡侧的中点处。

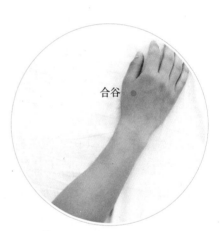

图7-28　合谷穴的体表位置

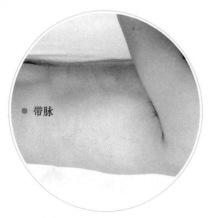

图7-29　带脉穴的体表位置

带脉：在侧腹部，当第11肋骨游离端下方垂线与脐水平线的交点上。

血海：在股前部，髌底内侧端上2寸，股内侧肌隆起处。

足三里：在小腿外侧，犊鼻下3寸，胫骨前嵴外一横指处，犊鼻与解溪连线上。

丰隆：在小腿外侧，外踝尖上8寸，胫骨前嵴外缘；条口外侧一横指处。

太冲：在足背，第1、2跖骨间，跖骨底结合部前方凹陷中，或触及动脉搏动。

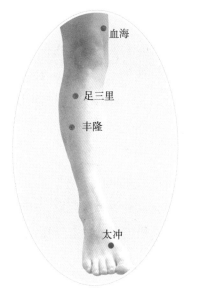

图7-30 部分处方穴位的体表位置（2）

肝俞：在脊柱区，第9胸椎棘突下，后正中线旁开1.5寸。

脾俞：在脊柱区，第11胸椎棘突下，后正中线旁开1.5寸。

肾俞：在脊柱区，第2腰椎棘突下，后正中线旁开1.5寸。

大肠俞：在脊柱区，第4腰椎棘突下，后正中线旁开1.5寸。

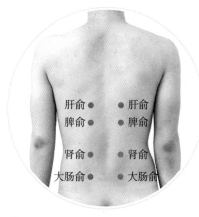

图7-31 部分处方穴位的体表位置（3）

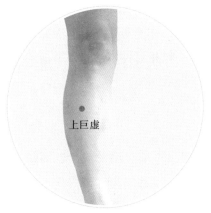

图7-32 上巨虚穴的体表位置

上巨虚：在小腿外侧，犊鼻下6寸，犊鼻与解溪连线上。

💲 **操作**

做术前准备，选准穴位，常规消毒，采用 7# 一次性无菌注射针，1-0#
羊肠线，线的长度为 1.0~1.5cm，注线法。每 20 天埋线 1 次，3 次为 1 个
疗程，如月经来潮，需根据病情继续埋线 1~2 个疗程，以巩固疗效。

⚠ **注意事项**

对于较肥胖的患者，关元、气海、子宫、中极等腹部穴位应增加埋线
的深度，以确保埋置肌层。闭经时间较久者可在出针后挤压针孔至出血 2~3
滴，然后用创可贴覆盖针孔 3~4 天。嘱患者注意保暖，不要食用冷饮等寒凉
食物，保持心情舒畅。

不孕症

㈱ 述

不孕症指婚后未避孕，有正常性生活，同居 2 年而没有成功妊娠者。从
未妊娠中医称"全不产"，西医称为原发性不孕；有过妊娠而后不孕者，中
医称"断续"，西医称继发性不孕。夫妇双方有先天或后天生殖器官解剖生
理方面的缺陷或损伤，无法纠正而不能妊娠者，称绝对性不孕。夫妇一方因
某些因素阻碍受孕，一旦纠正，仍能受孕者，称相对性不孕。本节所治皆为
相对性不孕。

㈱㈲㈱㈲

本病的发生主要有 4 个方面，其一为房事不节、反复流产、高龄产妇
等原因导致肾气亏虚，冲任虚衰不能摄精成孕；其二为七情内伤、肝气不
舒，以致冲任不能相资，不能摄精成孕；其三为寒、热、虚、实、外伤所

致瘀滞冲任，胞宫胞脉阻滞不通导致不孕；其四为饮食不节或素体脾肾阳虚，脾虚水湿内停、肾阳虚不能气化行水，聚湿成痰，躯脂满溢，遮隔子宫而不孕。

治疗

◯ 处方（图 7-33~ 图 7-39）

　主穴：三阴交、地机、足三里、血海、次髎、带脉、中极、子宫。

　配穴：

（1）痰湿阻滞：曲池、中脘、丰隆。

（2）脾肾气虚：脾俞、肾俞、太白、太溪。

（3）肝郁气滞：内关、期门、蠡沟。

注：主穴均选单侧，交替使用，并根据辨证分型加减。

　地机：在小腿部，内踝尖与阴陵泉连线上，阴陵泉下 3 寸。胫骨后缘，阴陵泉穴下四横指处即是本穴。

　蠡沟：在小腿内侧，内踝尖上 5 寸，胫骨内侧面的中央。

　三阴交：在小腿内侧，内踝尖上 3 寸，胫骨内侧缘后际。

　太溪：在足部，踝区，内踝尖与跟腱之间的凹陷中。

　太白：在跖区，第 1 跖趾关节近端赤白肉际凹陷中。

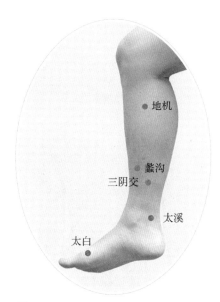

图 7-33　部分处方穴位的体表位置（1）

131

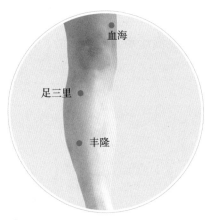

图 7-34　部分处方穴位的体表位置（2）

血海：在股前部，髌底内侧端上2寸，股内侧肌隆起处。

足三里：在小腿外侧，犊鼻下3寸，胫骨前嵴外一横指处，犊鼻与解溪连线上。

丰隆：在小腿外侧，外踝尖上8寸，胫骨前嵴外缘；条口外侧一横指处。

带脉：在侧腹部，当第11肋骨游离端下方垂线与脐水平线的交点上。

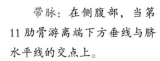

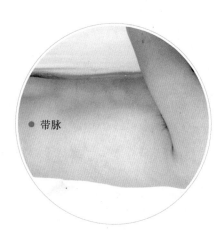

图 7-35　带脉穴的体表位置

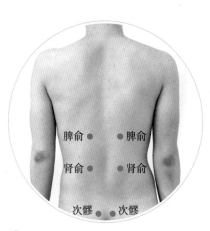

图 7-36　部分处方穴位的体表位置（3）

脾俞：在脊柱区，第11胸椎棘突下，后正中线旁开1.5寸。

肾俞：在脊柱区，第2腰椎棘突下，后正中线旁开1.5寸。

次髎：在骶区，第2骶后孔中，当髂后上棘内下方。

期门：在侧胸部，乳头直下、第6
肋间隙处。

中脘：在上腹部，脐中上4寸，前
正中线上。

中极：在腹部，腹正中线上，脐中
下4寸。仰卧位，前正中线延长至下腹
部之耻骨联合处，由此交点处向上一横
指处即是本穴。

子宫：在下腹部，中极穴旁开3寸。

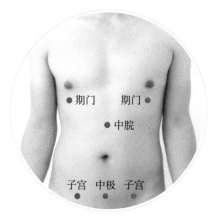

图7-37　部分处方穴位的体表位置（4）

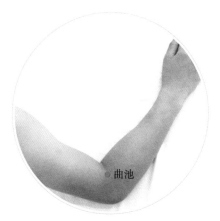

图7-38　曲池穴的体表位置

曲池：在肘区，尺泽与
肱骨外上髁连线的中点凹
陷处。

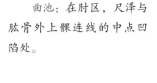

内关：在前臂前区，腕掌侧
远端横纹上2寸，掌长肌腱与桡
侧腕屈肌腱之间。

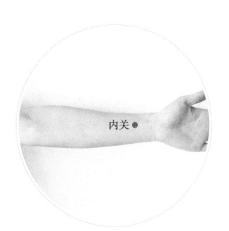

图7-39　内关穴的体表位置

> ◎ 操作
>
> 　　做好术前准备，选准穴位，常规消毒，采用 7# 一次性无菌注射针，0-0# 羊肠线，线的长度为 1.0~1.5cm，注线法。15 天埋线 1 次，4 次为 1 个疗程，连续治疗 3 个疗程。
>
> ⚠ 注意事项
>
> 　　对于较肥胖的患者，子宫、中极等腹部穴位应增加埋线的深度，以确保埋置肌层，当日埋线间隔 6 小时后方可洗澡。埋线后要求患者每日餐前 30 分钟对埋线穴位进行按摩 10min。在治疗期间应结合基础体温或 B 超检测排卵，以卵泡大小和是否排出作为评估治疗效果的标准。若治疗过程中怀孕，则应停止治疗。嘱患者保持规律的性生活，注意休息，避免剧烈运动，保持心情舒畅。

小儿遗尿

概述

　　小儿遗尿又称"尿床""夜尿症"，多指年龄大于 5 周岁，无明确器质性病因而发生的不自主排尿，主要表现为夜间睡眠时尿湿床铺。若是 3 岁以下小儿，由于发育尚未健全，排尿的正常习惯还未养成，或因白天嬉戏过度，精神激动，夜间偶尔尿床者，则不属病态。小儿遗尿除少数由于包皮过长和隐性脊柱裂等所致外，大部分是由于大脑皮质或皮质下功能失调引起的功能性遗尿。1998 年国际儿童尿控协会将遗尿分为原发性和继发性、单纯性和复杂性，最常见的类型为原发性遗尿。虽然大部分原发性患儿随着年龄的增长能够自愈，但是症状的长期存在会严重影响患儿的身心健康，逐渐造成其自卑心理，对小儿健全的人格和行为发展极为不利，同时也给家长造成巨大的精神压力。

 病因病机

中医学认为本病的发生主要有三方面原因：一为肾气不足，下元虚冷，膀胱失约而发；二为肺脾气虚、三焦失调致使水液代谢紊乱而致；三为肝经湿热郁结，热郁化火，迫注膀胱造成遗尿。

治疗

○ 处方（图 7-40～图 7-43）

主穴：膀胱俞、三阴交、白环俞（两侧交替）、中极、关元。

配穴：

（1）肾气不足：气海、太溪。

（2）脾肺气虚：足三里、肺俞。

（3）肝经湿热：行间、阴陵泉。

肺俞：在脊柱区，第3胸椎棘突下，后正中线旁开1.5寸。

膀胱俞：在骶区，横平第2骶后孔，骶正中嵴旁开1.5寸。

白环俞：在骶区，骶正中嵴旁1.5寸、平第4骶后孔。

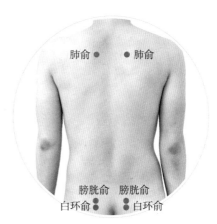

图 7-40 部分处方穴位的体表位置（1）

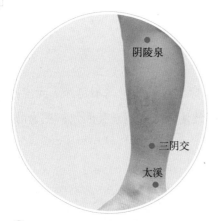

图7-41　部分处方穴位的体表位置（2）

阴陵泉：在小腿内侧，胫骨
内侧髁下缘与胫骨内侧缘之间的
凹陷中。

三阴交：在小腿内侧，内踝
尖上3寸，胫骨内侧缘后际。

太溪：在足部，踝区，内踝
尖与跟腱之间的凹陷中。

中极：在腹部，腹正中线上，脐中
下4寸。仰卧位，前正中线延长至下腹
部之耻骨联合处，由此交点处向上一横
指处即是本穴。

关元：在下腹部，脐中下3寸，前
正中线上。

气海：在下腹部，腹正中线上，脐
中下1.5寸。肚脐直下食中两横指(约1.5
寸）处即是本穴。

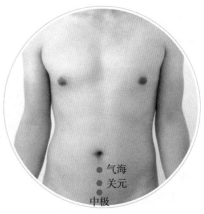

图7-42　部分处方穴位的体表位置（3）

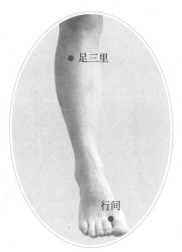

图7-43　足三里、行间穴的体表位置

足三里：在小腿外侧，犊鼻下
3寸，胫骨前嵴外一横指处，犊鼻
与解溪连线上。

行间：在足背侧，第1、2趾
间，趾蹼缘后方赤白肉际处。

操作

做好术前准备，选准穴位，常规消毒，采用 7# 一次性无菌注射针，0-0# 羊肠线，线的长度为 0.5cm，注线法。每 15 天治疗 1 次，连续治疗 4 次为 1 个疗程，连续治疗 3 个疗程后评估疗效。

⚠ 注意事项

膀胱俞、白环俞、肺俞向脊柱方向斜刺，中极、关元向下斜刺，使针感下达阴部。嘱家长让小儿睡觉时采取侧卧位，避免容易引起遗尿的仰面平卧体位，保持规律的作息，白天不要运动量过大。

小儿脑瘫

概述

小儿脑瘫，是指出生前到生后 1 个月内由各种原因引起的非进行性脑损伤所致的综合征。以中枢性运动障碍和姿势异常，常合并智力低下、癫痫、语言障碍、视觉障碍为主要临床特点，是导致小儿残疾的主要疾病之一。我国 6 省（区）流行病学调查脑瘫患病率为 0.12%~0.27%，本病直接关系到患儿的运动及生存能力，给患儿本身、家庭乃至社会增加了沉重的负担。小儿脑瘫属中医学"五迟""五软""五硬"范畴。

病因病机

本病多由先天禀赋不足、肝肾亏虚，或后天调养失当、气血虚弱以及各种原因引起的产时脑部损伤所致。脾主肌肉，先天不能充养后天，则导致筋骨肌肉、四肢百骸失养，形成亏损之证；另外，肾藏精而主骨，肝藏血而主筋，且腰为肾之府，二经虚，则腰脊筋骨无所充养而见软弱无力，坐立不稳。因此，本病主要与肝、脾、肾三脏密切相关。

治疗

◎ 处方（图 7-44~图 7-61）

主穴：神庭、头维、百会、四神聪、率谷、枕下旁线、颞前线、顶颞前斜线。

配穴：

（1）上肢运动障碍：肩髃、臂臑、曲池、外关、合谷。

（2）下肢运动障碍：环跳、承扶、秩边、殷门、伏兔、足三里、三阴交、阴陵泉、太冲。

（3）颈软：大椎、天柱。

（4）腰部软弱无力：腰阳关、腰夹脊。

（5）视觉障碍：印堂、枕上旁线。

（6）言语障碍：哑门、通里、风池。

（7）流涎：地仓、廉泉。

（8）咀嚼障碍：下关、颊车。

（9）竖头不稳：风池、颈夹脊。

（10）足部拘挛：申脉、照海。

（11）足外翻：太溪。

（12）足内翻：昆仑。

注：每次治疗选取 3~4 个主穴加 2~3 个配穴进行埋线，主穴、配穴均取双侧。

神庭：在头部，前发际正中直上 0.5 寸。坐位，目平视，在上星穴与前发际之间的中点处即是本穴。

率谷：在头颞侧部，当耳尖直上入发际 1.5 寸。正坐位，用同侧食、中指将耳廓卷起，对侧手臂绕头颅后侧至取穴侧耳，且食、中指并拢、其第 1、2 节间背侧横纹垂直于耳尖、在中指第 1、2 节间背侧横纹颞处即是本穴。

颞前线：在头的颞部，从胆经颔厌穴至悬厘穴连一直线。

顶颞前斜线：在头顶部、头侧部，从头部经外穴前神聪至颞部胆经悬厘引一斜线。

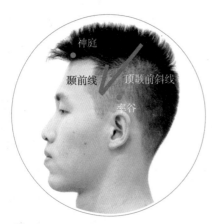

图 7-44 部分处方穴位的体表位置（1）

138

百会：在头部，前发际正中直上5寸。

四神聪：在顶部，百会穴前后左右各1寸处。正坐位，取两耳尖连线中点，并以之为圆心，以一横指（约1寸）为半径作一圆，该圆周与两耳尖连线及前后发际正中线之4个交点即是本穴。

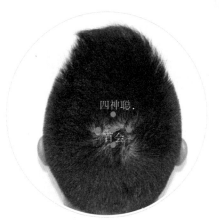

图 7-45　百会、四神聪穴的体表位置

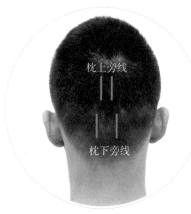

图 7-46　枕上旁线、枕下旁线

枕上旁线：位于后头部，由枕外粗隆督脉脑户穴旁开0.5寸起，向上引一条长1.5寸的线，即枕上正中线平行向外0.5寸。

枕下旁线：在枕部，为枕外粗隆下方两侧1寸的垂直线，属足太阳膀胱经，相当于玉枕至天柱段。

肩髃：在肩部，三角肌区，肩峰外侧缘前端与肱骨大结节两骨间凹陷中。

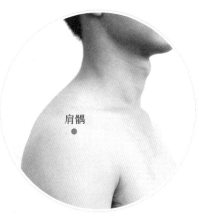

图 7-47　肩髃穴的体表位置

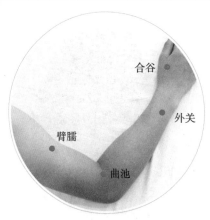

图7-48 部分处方穴位的体表位置（2）

臂臑：在臂外侧部，曲池上7寸、曲池与肩髃连线上、三角肌止点处。屈肘，紧握拳，上肢用力令其紧张，肩上三角肌下端的偏内侧处即是本穴。

曲池：在肘区，尺泽与肱骨外上髁连线的中点凹陷处。

外关：在前臂后区，腕背侧远端横纹上2寸，尺骨与桡骨间隙中点。

合谷：在手背，第2掌骨桡侧的中点处。

环跳：在臀外下部，股骨大转子高点与骶管裂孔连线的外1/3与内2/3的交点处。侧卧位，下面的腿伸直，医生以拇指指关节横纹、按在大转子头上，当拇指尖所指处即是本穴。

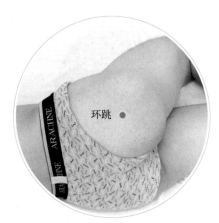

图7-49 环跳穴的体表位置

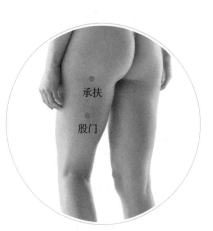

图7-50 承扶、殷门穴的体表位置

承扶：在大腿后面，臀下横纹的中点。

殷门：在大腿后部，承扶与委中的连线上，承扶下6寸。

腰阳关：在腰部，当后正中线上，第4腰椎棘突下凹陷中。

腰夹脊：在腰部，当第1腰椎至第5腰椎棘突下两侧，后正中线旁开0.5寸，每侧各5个穴位。

秩边：在臀部，平第4骶后孔，骶正中嵴旁开3寸。

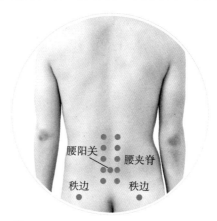

图7-51 部分处方穴位的体表位置（3）

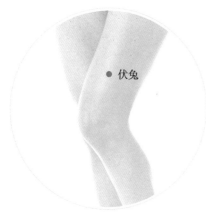

图7-52 伏兔穴的体表位置

伏兔：在大腿外侧部，髂前上棘与髌底外侧端的连线上，髌骨上缘上6寸。正坐屈膝成直角，医生以手掌后第一横纹中点按在髌骨上缘中点，手指并拢押在大腿上，当中指尖端所到达处即是本穴。

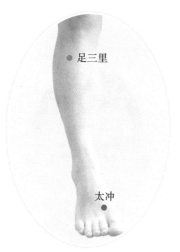

图7-53 足三里、太冲穴的体表位置

足三里：在小腿外侧，犊鼻下3寸，胫骨前嵴外一横指处，犊鼻与解溪连线上。

太冲：在足背，第1、2跖骨间，跖骨底结合部前方凹陷中，或触及动脉搏动。

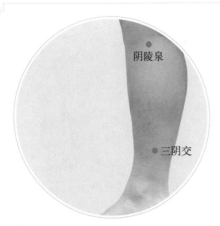

图7-54　阴陵泉、三阴交穴的体表位置

阴陵泉：在小腿内侧，胫骨内侧髁下缘与胫骨内侧缘之间的凹陷中。

三阴交：在小腿内侧，内踝尖上3寸，胫骨内侧缘后际。

风池：在颈部，颈后区，枕骨之下，胸锁乳突肌上端与斜方肌上端之间的凹陷中。

天柱：在项部，斜方肌外缘之后发际凹陷中，约当后发际正中旁开1.3寸。

哑门：在项部，当后发际正中直上0.5寸，第1颈椎下。

颈夹脊：第1颈椎至第7颈椎棘突下旁开0.5寸，每侧各7个穴位。

大椎：在脊柱区，第7颈椎棘突下凹陷中，后正中线上。

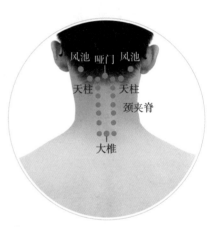

图7-55　部分处方穴位的体表位置（4）

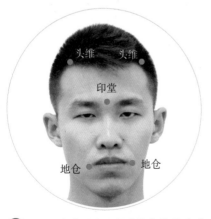

图7-56　部分处方穴位的体表位置（5）

头维：在头部，额角发际直上0.5寸，头正中线旁开4.5寸。

印堂：在头部，两眉毛内侧端中间的凹陷中。

地仓：在面部，口角旁开0.4寸（指寸）。

下关：在面部，颧弓与下颌切迹之间的凹陷中。闭口，由耳屏向前循摸有一高骨，其下有一凹陷即是本穴。

颊车：在面部，下颌角前上方一横指（中指）。

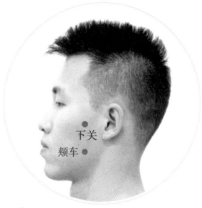

图 7-57　下关、颊车穴的体表位置

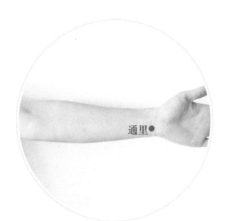

图 7-58　通里穴的体表位置

通里：在前臂前区，腕掌侧远端横纹上 1.5 寸，尺侧腕屈肌腱的桡侧缘。

廉泉：在颈部，当前正中线上，喉结上方，舌骨上缘凹陷处。

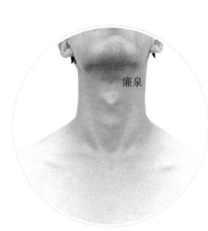

图 7-59　廉泉穴的体表位置

申脉：在踝区，外踝尖直下，外踝下缘与跟骨之间凹陷中。

昆仑：在踝区，外踝尖与跟腱之间的凹陷中。

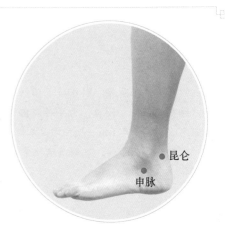

图7-60　申脉、昆仑穴的体表位置

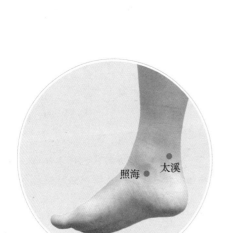

图7-61　太溪、照海穴的体表位置

太溪：在足部，踝区，内踝尖与跟腱之间的凹陷中。

照海：在足部，踝区，内踝尖下1寸，内踝下缘边际凹陷中。

操作

做好术前准备，选准穴位，常规消毒，采用7#一次性无菌注射针，0-0#羊肠线，线的长度为1cm，注线法。20天治疗1次，3次为一个疗程，连续治疗3个疗程。

注意事项

本病应在常规康复治疗（运动疗法、作业疗法、物理疗法等）的基础上行穴位埋线治疗。神庭、头维、百会、四神聪等头部穴位常用平刺法进针，头部针孔若有出血，可用输液胶贴覆盖 12 小时左右，哑门、风池位于头后部，针刺时应针尖向下，勿伤及脑干，对四肢部穴位可根据患儿具体情况适当调整埋线的粗细。坚持常规康复训练，合理饮食，保证患儿的营养。

第八章 **皮外骨伤科病证**

痤 疮

 概述

痤疮,中医称为粉刺,是青春期常见的一种慢性毛囊皮脂腺炎症,多见于青年男女。皮损好发于面部,以可挤出白色碎米样粉汁为主要临床特点。其发病与性激素分泌及对皮脂腺的调控异常、皮脂腺角化异常、毛囊内微生物、炎症损害及免疫反应有关。此病病程较长,有的可延续数年,严重影响人们的身心健康和生活质量。

病因病机

痤疮之成因较为复杂,但多与体质因素和过食膏粱厚味关系密切。由于素体阳热偏盛,肺经蕴热,感受风邪,熏蒸面部;或因过食辛辣肥甘厚味,助湿化热,上蒸颜面;或因脾气不足,运化失司,湿邪内停,郁久化热,煎炼成痰,湿热瘀痰积聚肌肤所致。

 治疗

◎ 处方(图 8-1~图 8-6)

主穴:肺俞、肾俞、足三里、灵台、身柱。

配穴：

（1）肺经风热：尺泽、曲池。

（2）脾胃湿热：外关、阴陵泉。

（3）脾虚痰湿：丰隆、血海。

（4）肝郁血瘀：肝俞、膈俞。

（5）冲任不调：中极、三阴交。

注：每次选取全部主穴和 1~2 个配穴。

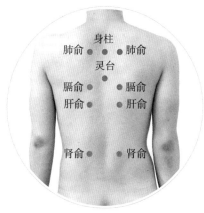

图 8-1　部分处方穴位的体表位置（1）

肺俞：在脊柱区，第 3 胸椎棘突下，后正中线旁开 1.5 寸。

身柱：第 3 胸椎棘突下凹陷中。

灵台：第 6 胸椎棘突下凹陷中。

膈俞：在脊柱区，第 7 胸椎棘突下，后正中线旁开 1.5 寸。

肝俞：在脊柱区，第 9 胸椎棘突下，后正中线旁开 1.5 寸。

肾俞：在脊柱区，第 2 腰椎棘突下，后正中线旁开 1.5 寸。

血海：在股前部，髌底内侧端上 2 寸，股内侧肌隆起处。

足三里：在小腿外侧，犊鼻下 3 寸，胫骨前嵴外一横指处，犊鼻与解溪连线上。

丰隆：在小腿外侧，外踝尖上 8 寸，胫骨前嵴外缘。条口外侧一横指处。

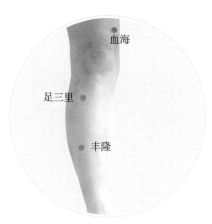

图 8-2　部分处方穴位的体表位置（2）

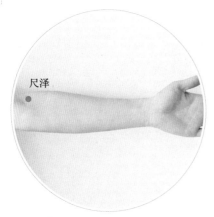

尺泽：在肘区，肘横纹上，肱二头肌腱桡侧缘凹陷中。

图 8-3　尺泽穴的体表位置

外关：在前臂后区，腕背侧远端横纹上 2 寸，尺骨与桡骨间隙中点。

曲池：在肘区，尺泽与肱骨外上髁连线的中点凹陷处。

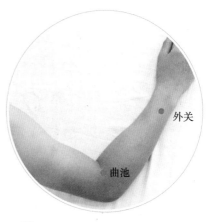

图 8-4　外关、曲池穴的体表位置

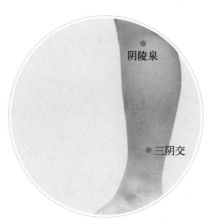

阴陵泉：在小腿内侧，胫骨内侧髁下缘与胫骨内侧缘之间的凹陷中。

三阴交：在小腿内侧，内踝尖上 3 寸，胫骨内侧缘后际。

图 8-5　阴陵泉、三阴交穴的体表位置

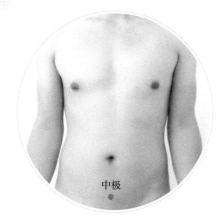

中极：在腹部，腹正中线上，脐中下4寸。仰卧位，前正中线延长至下腹部之耻骨联合处，由此交点处向上一横指处即是本穴。

图 8-6　中极穴的体表位置

操作

做好术前准备，选准穴位，常规消毒，采用8#一次性无菌埋线针，3-0#羊肠线，线的长度为1cm，注线法。埋线后，挤出少许血液，擦拭后涂少许红霉素软膏，消毒针口处，用创可贴粘贴。操作要求无菌、准确、迅速。15日1次，2次为1个疗程，连续治疗3个疗程。

⚠ 注意事项

嘱患者无论皮疹轻重，忌用手挤压，以免感染，每日用温肥皂水洗涤患处2次，避免用脂类化妆品及避免服碘化物、溴化物及皮质类固醇激素等药物。

黄褐斑

黄褐斑中医称"面尘""黧黑斑"，指由于皮肤色素改变而在面部呈现局限性褐色斑的皮肤病。主要分布在眼睛周围、面颊部、颧部、口周等处，一般没有自觉症状。常呈对称分布，形状不规则，大小不定，颜色深浅不一，有的形似蝴蝶，故又名蝴蝶斑。其病程较长，发展缓慢，多发于孕妇或经血不调的妇女，部分患者可伴有其他慢性病，严重影响美观。

病因病机

中医认为黄褐斑虽然仅表现于面部，但其实是脏腑功能失调的外在表现，所谓"有诸内必形诸外"。本病多与肝、脾、肾三脏关系密切。情志不畅致肝郁气滞，气郁化热，熏蒸于面，致使颜面气血失和而发病；或冲任失调，肝肾不足，水火不济，虚火上炎所致；或慢性疾病，营卫失和，气血运行不畅，气滞血瘀，面失所养而发；或因饮食不节，胃中郁热，忧思伤脾，脾失健运，湿热内生而致病。

治疗

处方（图8-7～图8-13）

主穴：阿是穴（色斑局部选取5~6个穴）、阳白、四白、太阳、印堂、肺俞、关元、血海。

配穴：

（1）胁肋、乳房胀痛：太冲、阳陵泉。

（2）腰膝酸软：太溪、血海。

（3）纳差食少：中脘、气海。

（4）腑热便秘：大肠俞、天枢。

注：每次选取5~6个主穴和1~2个配穴，均取单侧，两侧交替。

阳白：在头部，眉上 1 寸，瞳孔直上。

四白：在面部，瞳孔直下，当眶下孔凹陷处。

印堂：在头部，两眉毛内侧端中间的凹陷中。

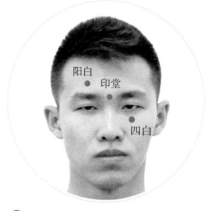

图 8-7　部分处方穴位的体表位置（1）

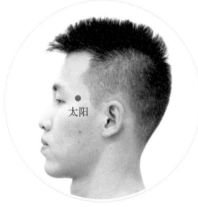

图 8-8　太阳穴的体表位置

太阳：在头部，当眉梢与目外眦之间，向后约一横指的凹陷中。

肺俞：在脊柱区，第 3 胸椎棘突下，后正中线旁开 1.5 寸。

大肠俞：在脊柱区，第 4 腰椎棘突下，后正中线旁开 1.5 寸。

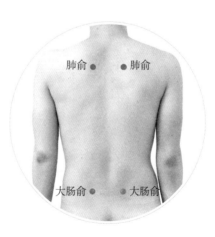

图 8-9　肺俞、大肠俞穴的体表位置

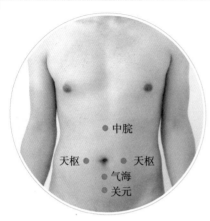

中脘: 在上腹部, 脐中上4寸, 前正中线上。

天枢: 在腹部, 横平脐中, 前正中线旁开2寸。

气海: 在下腹部, 腹正中线上, 脐中下1.5寸。肚脐直下食中两横指(约1.5寸)处即是本穴。

关元: 在下腹部, 脐中下3寸, 前正中线上。

图 8-10　部分处方穴位的体表位置(2)

血海: 在股前部, 髌底内侧端上2寸, 股内侧肌隆起处。

太冲: 在足背, 第1、2跖骨间, 跖骨底结合部前方凹陷中, 或触及动脉搏动。

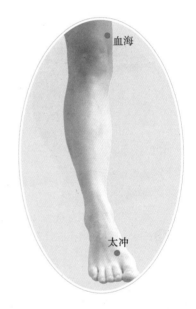

图 8-11　血海、太冲穴的体表位置

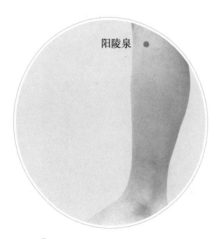

图 8-12　阳陵泉穴的体表位置

阳陵泉: 在小腿外侧, 腓骨头前下方凹陷中。

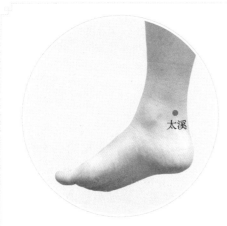

太溪：在足部，踝区，内踝尖与跟腱之间的凹陷中。

图 8-13　太溪穴的体表位置

◯ 操作

将医用羊肠线分别剪成长度 0.2~0.5cm 和 1.0~1.5cm，分别备面部和其他部位埋线所用，线头浸泡在 75% 乙醇内。前 3 次每隔 15 天治疗 1 次，后 3 次每隔 1 个月治疗 1 次，连续治疗 6 次为 1 个疗程。

（1）面部埋线：穴位常规消毒，采用 7# 一次性穿刺针，0# 羊肠线，注线法。进针 1cm 左右，将线体埋入穴位皮下组织内，出针后用消毒纱布按压针孔至不出血。全部穴位做完后用消毒棉签蘸金霉素眼膏涂布针眼。面部埋线针刺应浅，注意勿刺伤血管导致流血过多，甚至皮下血肿，影响美观。嘱患者 3 天内不洗脸，改用湿毛巾擦脸，擦后再用金霉素眼膏涂布针眼，不用化妆品，半个月内不做面部美容。

（2）其他部位埋线：穴位常规消毒，采用 8# 一次性穿刺针，4-0# 羊肠线，注线法。背部穴位针尖斜向脊柱方向刺入 2~3cm，有针感后注入羊肠线；腹部穴位直刺达肌层注入肠线；四肢穴位直刺达穴位深度有酸胀重针感后注入肠线。肠线不得露出皮肤，出针后用消毒干棉球压盖针孔，24 小时后去除干棉球，不影响日常生活。

白癜风

概述

中医又称"白癜""白驳""斑白""斑驳"等，是一种常见的后天性色素脱失性皮肤病。以局限性或泛发性形态各异的白色斑片为主要临床特点，其形成与免疫功能低下、内分泌紊乱、代谢障碍致黑色素细胞被破坏及微量元素缺乏等因素有关，且各因素互为影响，互相联系，治疗难度极大。在世界各地均有发生，发病率约为1%~2%。虽然本病不影响患者的身体健康和生理活动，但由于影响外观容貌，给患者带来极大的精神压力和心理负担，甚至对患者的生活工作等方面带来许多负面因素，从而影响了其生存质量。然而，对于本病的治疗，迄今为止尚无确切有效的治疗方法。

病因病机

中医学认为本病是由气血失和、脉络瘀阻所致。七情内伤，肝气郁结，气机不畅，复感风邪，搏于肌肤；或跌打损伤，脉络瘀阻，毛窍闭塞；或肝肾不足，外邪侵袭，郁于肌肤都可使局部皮色脱失，酿成白斑。

治疗

处方（图8-14~图8-18）

主穴：大椎、肺俞、足三里、曲池。

配穴：

（1）风湿蕴热：风门、外关。

（2）肝气郁结：肝俞、阳陵泉。

（3）肝肾不足：肝俞、肾俞、三阴交。

（4）气滞血瘀：肝俞、膈俞。

注：每次取所有主穴加 2~3 个配穴，均为单侧，左右交替使用。

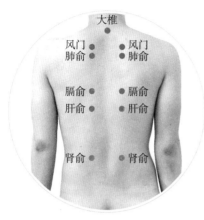

图 8-14 部分处方穴位的体表位置（1）

大椎：在脊柱区，第 7 颈椎棘突下凹陷中，后正中线上。

风门：在脊柱区，第 2 胸椎棘突下，后正中线旁开 1.5 寸。

肺俞：在脊柱区，第 3 胸椎棘突下，后正中线旁开 1.5 寸。

膈俞：在脊柱区，第 7 胸椎棘突下，后正中线旁开 1.5 寸。

肝俞：在脊柱区，第 9 胸椎棘突下，后正中线旁开 1.5 寸。

肾俞：在脊柱区，第 2 腰椎棘突下，后正中线旁开 1.5 寸。

足三里：在小腿外侧，犊鼻下 3 寸，胫骨前嵴外一横指处，犊鼻与解溪连线上。

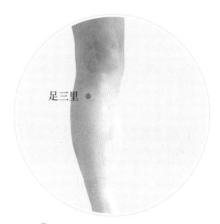

图 8-15 足三里穴的体表位置

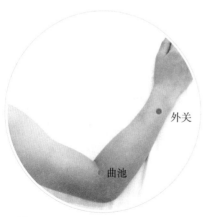

图 8-16 外关、曲池穴的体表位置

外关：在前臂后区，腕背侧远端横纹上 2 寸，尺骨与桡骨间隙中点。

曲池：在肘区，尺泽与肱骨外上髁连线的中点凹陷处。

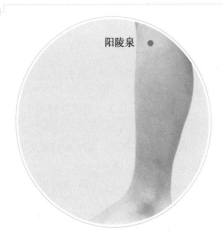

阳陵泉：在小腿外侧，
腓骨头前下方凹陷中。

图 8-17　阳陵泉穴的体表位置

三阴交：在小腿内侧，
内踝尖上 3 寸，胫骨内侧缘
后际。

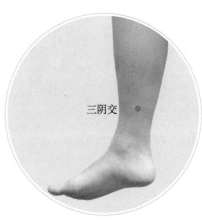

图 8-18　三阴交穴的体表位置

操作

术前消毒后，采用 9# 腰穿针（针芯尖磨平），长度约 1cm 的 3-0# 羊肠线，用 2% 利多卡因局部麻醉穴位，舒张进针法，左手拇指、食指绷紧进针部位皮肤，右手持针快速刺入穴内，并上下提插，得气后，采用注线法将羊肠线植于穴位深处，出针后盖上创可贴固定。每 15 天治疗 1 次，3 次为 1 个疗程，连续治疗 3 个疗程。

注意事项

嘱患者避免滥用外擦药物，尤其是刺激性过强的药物，以免损伤肌肤；少吃含维生素 C 的蔬菜水果，多吃豆类制品；可进行适当的日光浴或理疗治疗，要注意光照的强度和时间，在正常皮肤上擦防晒霜，以免晒伤。

牛皮癣

(概)(述)

牛皮癣是一种局部皮肤瘙痒、脱屑，呈苔藓样改变，甚则泛发为全身性皮炎的瘙痒性皮肤病。因本病状如牛领之皮，厚而且坚，故命名为"牛皮癣""顽癣""松皮癣"，好发于颈项部，又称为"摄领疮"，相当于西医的神经性皮炎。其临床特点为：圆形或多角形的扁平丘疹融合成片，剧烈瘙痒，搔抓后皮损肥厚，皮沟加深，皮嵴隆起。本病与情绪波动密切相关，病因尚不明了，一般认为可能由大脑皮质抑制和兴奋功能紊乱所致，精神紧张、焦虑、抑郁，局部刺激如摩擦、日晒、多汗，以及饮酒或进食辛辣等均可诱发或加重，多见于青年或中年，病程缓慢，常反复发作，临床治愈困难。

(病)(因)(病)(机)

中医认为本病以情志内伤、风邪趁虚而入为诱因。由于肝气郁滞，情致不遂或紧张劳累，心火上炎，加之风湿热邪阻滞肌肤，导致气血运行失司，凝滞肌肤，而发为牛皮癣。

治疗

○ 处方（图 8-19~ 图 8-22）

阿是穴（皮损局部选取 2~6 个）、大椎、灵台、血海、足三里、曲池、三阴交、肝俞、心俞。

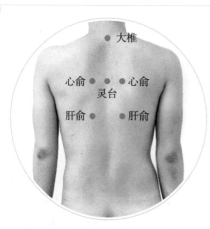
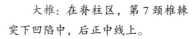

大椎：在脊柱区，第 7 颈椎棘
突下凹陷中，后正中线上。

灵台：第 6 胸椎棘突下凹陷中。

心俞：在脊柱区，第 5 胸椎棘
突下，后正中线旁开 1.5 寸。

肝俞：在脊柱区，第 9 胸椎棘
突下，后正中线旁开 1.5 寸。

图8-19　部分处方穴位的体表位置

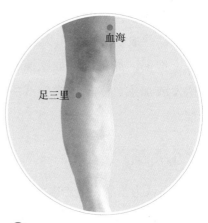

血海：在股前部，髌底内侧端上
2 寸，股内侧肌隆起处。

足三里：在小腿外侧，犊鼻下 3
寸，胫骨前嵴外一横指处，犊鼻与解
溪连线上。

图8-20　血海、足三里穴的体表位置

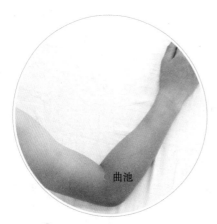

曲池：在肘区，尺泽
与肱骨外上髁连线的中点
凹陷处。

图8-21　曲池穴的体表位置

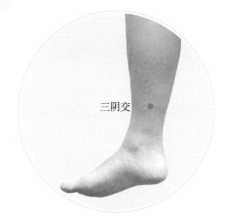

三阴交：在小腿内侧，内踝尖上 3 寸，胫骨内侧缘后际。

图 8-22　三阴交穴的体表位置

操作

（1）皮损处埋线：做好术前准备，选准穴位，常规消毒，采用适当型号的一次性无菌埋线针和羊肠线，线的长度根据皮损部位而定，注线法。在皮损周围做等距离局部麻醉皮丘 2~6 个（下一次皮损部埋线点宜在上一次埋线点各之间空隙选择），从皮丘向皮损中心以 45° 角刺入其基底部后，将肠线完全埋于皮下组织中，各根线相距 1~2cm，呈环状围刺皮损部。若皮损面积较大者，可在其中心部位再埋入一根。

（2）其他部位埋线：穴位用碘伏消毒，先用 2% 的利多卡因局部麻醉，然后用 9# 一次性无菌埋线针将 1.0~1.5cm 左右羊肠线埋入穴位肌肉层。

注意事项

所有穴位羊肠线放入后，均应牵拉挤压针孔放血，一可排出局部瘀血，二可检查线头是否露于皮下，露于皮下者要用镊子夹出重埋。最后将针孔以碘伏消毒，创可贴外敷针孔，3 天内不得着水。15 天治疗 1 次，3~6 次为 1 个疗程。

在埋线期间，嘱咐患者停用任何内服及外涂之剂，避免精神刺激，保持情绪稳定，饮食以清淡为宜，避免鱼、虾、辛辣发物等。

乳 癖

概述

　　乳癖是发生于乳腺组织的既非炎症也非肿瘤的良性增生性疾病，相当于西医的乳腺增生。本病是中年妇女的常见病、多发病，好发于 25~45 岁之间，以乳房周期性或非周期性疼痛及乳房肿块为主要临床特点。分为生理性增生和病理性增生，生理性增生乳房胀痛常出现在经前，经后自行缓解；病理性增生指乳腺结构出现紊乱。本病有一定的癌变危险，特别是有乳癌家族史的患者，应当引起重视。

病因病机

　　中医认为本病多与思虑伤脾、怒恼伤肝有关。气、火、痰、虚均可致病，并有随喜怒消长的证候特点。足阳明胃经过乳房，足厥阴肝经至乳下，足太阴脾经行乳外，肾为五脏之本，肾气化生天癸，天癸激发冲任，冲任下起胞宫，上连乳房，冲任之气血，上行为乳，下行为经。

　　平素情志抑郁，气滞不舒，气血周流失度，蕴结于乳房脉络，乳络经脉阻塞不通，不通则痛引起乳房疼痛；肝气横逆犯胃，脾失健运，痰浊内生，气滞血瘀挟痰结聚为核，循经留聚乳中，故乳中结块；若肾气不足，冲任失调，气血止，积瘀聚于乳房、胞宫，乳房疼痛而结块。

治疗

　　❀ 处方（图 8-23~图 8-28）

　　　　主穴：

　　　　处方一：膻中、天宗、期门。

　　　　处方二：屋翳、肩井、肝俞。

配穴：

（1）肝郁气滞：内关、行间。

（2）痰浊凝结：丰隆、脾俞。

（3）肝肾阴虚：肾俞、足三里。

注：两组主穴交替使用，单侧病变取患侧，双侧病变取双侧。

膻中：在胸部，横平第4肋间隙，前正中线上。

期门：在侧胸部，乳头直下、第6肋间隙处。

屋翳：在胸部，第2肋间隙，前正中线旁开4寸。

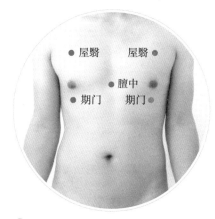

图8-23　部分处方穴位的体表位置（1）

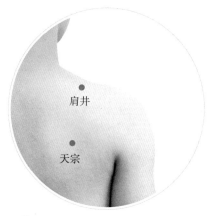

图8-24　肩井、天宗穴的体表位置

肝俞：在脊柱区，第9胸椎棘突下，后正中线旁开1.5寸。

脾俞：在脊柱区，第11胸椎棘突下，后正中线旁开1.5寸。

肾俞：在脊柱区，第2腰椎棘突下，后正中线旁开1.5寸。

肩井：在肩胛区，第7颈椎棘突与肩峰最外侧点连线的中点。

天宗：在肩胛区，肩胛冈中点与肩胛骨下角连线上1/3与下2/3交点凹陷中。

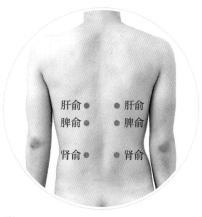

图8-25　部分处方穴位的体表位置（2）

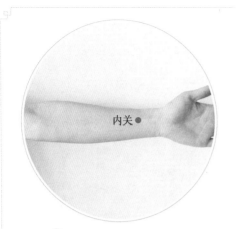

内关：在前臂前区，腕掌侧远端横纹上2寸，掌长肌腱与桡侧腕屈肌腱之间。

图 8-26　内关穴的体表位置

行间：在足背侧，第1、2趾间，趾蹼缘后方赤白肉际处。

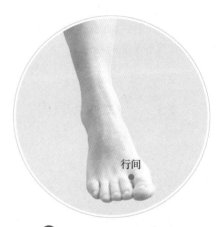

图 8-27　行间穴的体表位置

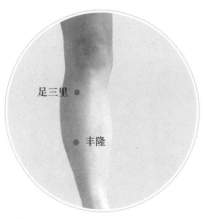

足三里：在小腿外侧，犊鼻下3寸，胫骨前嵴外一横指处，犊鼻与解溪连线上。

丰隆：在小腿外侧，外踝尖上8寸，胫骨前嵴外缘；条口外侧一横指处。

图 8-28　足三里、丰隆穴的体表位置

⊙ 操作

做好术前准备，选准穴位，常规消毒，采用 7# 改良注射器针头，2-0# 羊肠线，线的长度为 1~1.5cm，注线法。膻中，向下平刺 4cm 有胀感或向剑突放射；天宗，针尖呈 45° 向外下方刺入 4cm 有胀重感；期门，向乳头方向刺入 4cm 有胀感；屋翳，向外斜刺 4cm，局部有胀感；肩井，由后向前平刺 4cm 使针感向肩臂放射；肝俞，针尖斜向脊柱方向斜刺，其他穴位可按一般操作方法进行。一般 10 天 1 次，3 次为 1 个疗程。

⚠ 注意事项

患者应保持心情舒畅，适当控制脂肪类的食物摄入，及时治疗内分泌紊乱等疾病，3 个月定期复查。

痔　疮

概述

痔疮为临床上一种常见的、多发的、人类特有的肛肠疾病，是直肠下端黏膜下和肛管皮下的静脉丛发生扩大、曲张而形成的柔软静脉团。依其发病部位的不同，临床上可分为"内痔""外痔"和"混合痔"。通常当排便时持续用力，造成此处静脉内压力反复升高，静脉就会肿大。妇女在妊娠期，由于盆腔受压迫，阻碍血液循环常会发生痔疮；许多肥胖的人也会罹患痔疮。

病因病机

本病系湿热下注魄门，蕴结肛门导致经络阻塞、气血凝滞而成。主要诱因有饮食不节，过食辛辣肥甘之品，燥热内生，导致脏腑功能失调，风燥湿热下迫，气血瘀滞不行；或脏腑本虚，静脉壁薄弱，兼因久坐、负重远行；

或长期便秘，泻痢日久，临厕久蹲努责，妇女生育过多，致血行不畅，血液瘀积，热与血相搏，结滞不散，而生成痔疮。

治疗

⊛ 处方（图 8-29~ 图 8-33）

主穴：肾俞、关元俞透大肠俞、八髎（指上髎、次髎、中髎、下髎，左右各一，共 8 个穴位。）、气海俞、承山。

配穴：

（1）风热肠燥：风市、外关。

（2）风湿热瘀滞：阴陵泉、三阴交。

（3）气虚下陷：脾俞。

脾俞：在脊柱区，第 11 胸椎棘突下，后正中线旁开 1.5 寸。

肾俞：在脊柱区，第 2 腰椎棘突下，后正中线旁开 1.5 寸。

气海俞：在腰部，第 3 腰椎棘突下旁开 1.5 寸。

大肠俞：在脊柱区，第 4 腰椎棘突下，后正中线旁开 1.5 寸。

关元俞：在腰部，第 5 腰椎棘突下旁开 1.5 寸。

上髎：在骶区，第 1 骶后孔中，当髂后上棘与后正中线之间。

次髎：在骶区，第 2 骶后孔中，当髂后上棘内下方。

中髎：在骶区，第 3 骶后孔中，当次髎下内方。

下髎：在骶区，第 4 骶后孔中，当中髎下内方。

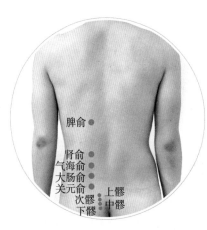

脾俞
肾俞
气海俞
大肠俞
关元俞
上髎
次髎　中髎
下髎

图 8-29　部分处方穴位的体表位置

承山：在小腿后部，委中与昆仑之间，伸直小腿时腓肠肌下出现尖角凹陷处。

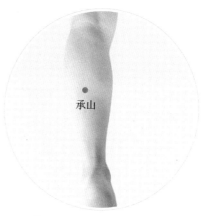

图 8-30 承山穴的体表位置

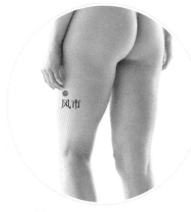

图 8-31 风市穴的体表位置

风市：在股部，髌底上7寸，直立垂手，掌心贴于大腿时，中指尖所指凹陷中，髂胫束后缘。

外关：在前臂后区，腕背侧远端横纹上2寸，尺骨与桡骨间隙中点。

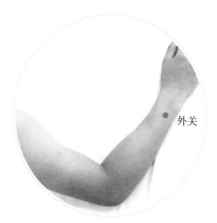

图 8-32 外关穴的体表位置

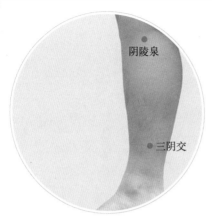

阴陵泉：在小腿内侧，胫骨内侧髁下缘与胫骨内侧缘之间的凹陷中。

三阴交：在小腿内侧，内踝尖上3寸，胫骨内侧缘后际。

图 8-33　阴陵泉、三阴交穴的体表位置

操作

（1）透穴采用实线法：做好术前准备，选准穴位，常规消毒，关元俞透大肠俞采用穿线法。在穴位两侧 1~2cm 处，皮肤消毒后施行局部麻醉，一手用持针器夹住穿有 3-0# 可吸收性外科羊肠线的皮肤缝合针，另一手捏起两局部麻醉点之间的皮肤，将针从关元俞刺入，穿过肌层或皮下组织，从大肠俞穿出，紧贴皮肤剪断两端线头，放松皮肤，轻揉局部，使线头完全进入皮下。用无菌干棉球按压针孔止血，宜用无菌敷料包扎保护创口 3~5 天。

（2）其他穴位采取注线法：对穴位及穴周皮肤消毒后，取 1~2cm 可吸收性外科羊肠线，9# 一次性无菌埋线针刺入穴位，达到所需的深度，施以适当的提插捻转手法，当出现针感后埋线。拔针后用无菌干棉球按压针孔止血。14 天 1 次，5 次为 1 个疗程。

注意事项

嘱患者养成定时排便的好习惯，防止便秘，蹲厕时间不宜过长，以免肛门部瘀血。注意饮食调和，多食蔬菜，少食辛辣食物。

颈椎病

 概述

颈椎病是由于颈椎及颈部软组织发生退变，椎体骨质增生或椎体位的失稳、颈项韧带钙化、颈椎间盘萎缩化等改变引起颈椎内外平衡失调，使颈神经管、血管、脊髓或交感神经受到压迫或刺激而出现的各种症状。颈椎病常见的基本类型有颈型、神经根型、脊髓型、椎动脉型、交感神经型和混合型颈椎病。长时间低头工作、看书、喜欢高枕及剧烈旋转颈部或头部等不良的姿势可以使颈部肌肉长期处于疲劳状态，容易发生损伤，造成颈椎病。颈部外伤亦可造成颈椎病。中医学中并没有颈椎病这一病名，对其论述散见于"痹证""头痛""眩晕""项强"等病证。

病因病机

颈椎病的病因分为内因和外因两个方面。内因是由于肝肾精血不足，督脉空虚，筋脉失养。外因是由于风寒乘虚而入；或因扭挫损伤，气血瘀滞；或久坐耗气，劳损筋肉。内因或外因致使督脉经气运行不畅，太阳经气阻滞，导致颈项筋骨气滞血瘀，不通则痛。

治疗

○ 处方（图 8-34~ 图 8-39）

主穴：阿是穴（颈部周围按压疼痛的点）、颈夹脊。

配穴：

（1）肝肾亏虚：肝俞、肾俞。

（2）风寒痹阻：肩井、曲池。

（3）劳伤血瘀：膈俞、后溪、血海。

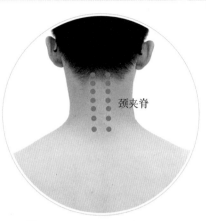

颈夹脊：第1颈椎至第7颈椎棘突下旁开0.5寸，每侧各7个穴位。

图 8-34　颈夹脊穴的体表位置

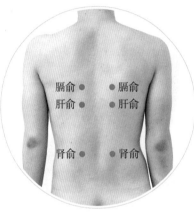

膈俞：在脊柱区，第7胸椎棘突下，后正中线旁开1.5寸。

肝俞：在脊柱区，第9胸椎棘突下，后正中线旁开1.5寸。

肾俞：在脊柱区，第2腰椎棘突下，后正中线旁开1.5寸。

图 8-35　部分配穴的体表位置

肩井：在肩胛区，第7颈椎棘突与肩峰最外侧点连线的中点。

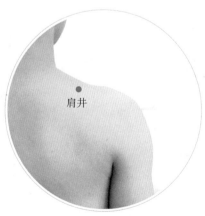

图 8-36　肩井穴的体表位置

曲池：在肘区，尺泽与肱骨外上髁连线的中点凹陷处。

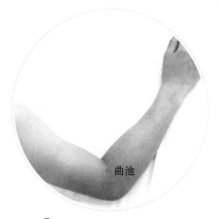

图8-37　曲池穴的体表位置

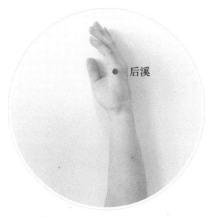

图8-38　后溪穴的体表位置

后溪：在手内侧，第5掌指关节尺侧近端赤白肉即凹陷中。

血海：在股前部，髌底内侧端上2寸，股内侧肌隆起处。

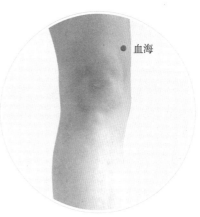

图8-39　血海穴的体表位置

🔘 操作

（1）方案一：做好术前准备，选准穴位，常规消毒，取 C_5 和 C_7 夹脊穴透穴埋线法。令患者俯伏坐位，用 0.2% 的利多卡因作穴位局部浸润麻醉。然后剪取 2-0# 铬制羊肠线 3cm，用小镊子将其穿入制作好的 9# 一次性腰椎穿刺针中，在 C_5 夹脊穴垂直快速进针，当针尖达皮下组织及斜方肌之间时，迅速调整针尖方向，以 15° 角向枕部透刺；当针尖达 C_3 夹脊穴时，寻找强烈针感向头部或肩臂部放射后，缓慢退针，边退边推针芯，回至 C_5 夹脊穴后拔针，用干棉球按压针孔片刻，创可贴固定。对侧 C_5 及双侧 C_7 操作同上。14 天 1 次，2 次为 1 个疗程。

（2）方案二：做好术前准备，选择局部阿是穴，根据需要选择 3~5 个夹脊穴。常规消毒，采用 7# 一次性腰椎穿刺针，2-0# 羊肠线，线的长度为 0.5cm，注线法。达到所需的深度，施以适当的提插捻转手法，当出现针感后将缝线埋入穴位。拔针后用无菌干棉球按压针孔止血。14 天 1 次，2 次为 1 个疗程。

⚠ 注意事项

嘱患者合理用枕，即选择合适的高度与硬度；长期工作后应起身活动脖子；增强患者自身抵抗力，避免感冒，避免颈部直接吹空调等诱发因素；保持愉快的心情和充足的睡眠。

肩周炎

㊗ 述

肩周炎是一种以肩痛、肩关节活动障碍为主要临床表现的筋伤，属于中医学"痹证"范畴，又称为"冻结肩""凝肩"。主要特点为肩关节疼痛和活动不便，夜间为甚，日益加重，达到某种程度后逐渐缓解，直至最后完全复原。本病的好发年龄在 50 岁左右，又称"五十肩"。女性发病率略高于男性，多见于体力劳动者。本病虽然部分患者可以自愈，但时间长，痛苦大，如得不到有效的治疗，有可能严重影响肩关节的功能活动。

病因病机

五旬之人，肝肾渐衰，肾气不足，气血亏虚、血不荣筋，加之外伤劳损，外受风寒湿邪乘虚而入，侵入肩部，致经络阻滞，气血运行不畅，经脉失去濡养，以致肌肉枯萎、肢节疼痛、功能活动不利。

治疗

○ 处方（图 8-40～图 8-42）

处方一：阿是穴（肩关节周围按压疼痛的点）、肩前、肩贞、肩髃、肩髎。

处方二：臂臑、曲池、手三里、外关、合谷。

注：处方一穴选 3~5 个，处方二穴全部选择。

肩贞：在肩胛部，肩关节后下方，腋后纹头直上 1 寸。

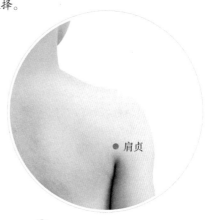

●肩贞

图 8-40　肩贞穴的体表位置

肩前（经外奇穴）：在肩部，肩前区，正坐垂肩，腋前皱襞顶端与肩髃连线的中点。

肩髃：在肩部，三角肌区，肩峰外侧缘前端与肱骨大结节两骨间凹陷中。

肩髎：在肩部，三角肌区，肩峰角与肱骨大结节两骨间凹陷中。

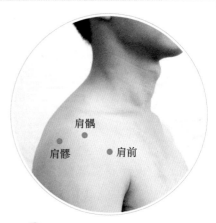

图 8-41　部分处方一的体表位置

臂臑：在臂外侧部，曲池上7寸、曲池与肩髃连线上、三角肌止点处。屈肘，紧握拳，上肢用力令其紧张，肩上三角肌下端的偏内侧处即是本穴。

曲池：在肘区，尺泽与肱骨外上髁连线的中点凹陷处。

手三里：在肘部，肘横纹下2寸、阳溪与曲池连线上。屈肘立掌，桡侧肘横纹头（即曲池穴）向前两拇指（阳溪穴与曲池穴的连线上）处即是本穴。

外关：在前臂后区，腕背侧远端横纹上2寸，尺骨与桡骨间隙中点。

合谷：在手背，第2掌骨桡侧的中点处。

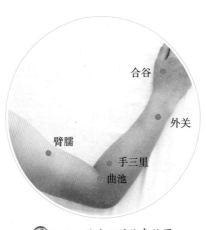

图 8-42　处方二的体表位置

◎ 操作

做好术前准备，选准穴位，常规消毒，采用7#一次性无菌埋线针，2-0#羊肠线，线的长度为0.5~1cm，注线法。拔针后用无菌干棉球按压针孔止血。穴位常规刺入2.5cm。14天1次，3次为1个疗程。

⚠ 注意事项

嘱患者注意肩部保暖，勿受风寒湿邪侵袭，并经常进行肩关节自我锻炼，如爬墙等。

网球肘

概述

网球肘又名肱骨外上髁炎，是前臂伸肌群在肱骨外上髁附着点受到急慢性损伤后发生炎症、出血、粘连，使该处的微血管神经束受到卡压的结果。中医学称为"肘劳""肘痛""痹证"。主要临床特点为肘部疼痛、关节活动障碍。埋线治疗可直接改善局部血液循环，从而起到消炎止痛作用。

病因病机

由于风寒湿邪，客于肘部，以致气血凝滞，筋脉失和；或因肘部劳损，以致局部气血瘀滞，脉络受阻，经气运行不畅；或久病，大病后气血虚弱，血不荣筋，肌肉失于温煦，筋骨失于濡养所致。即所谓"不通则痛，不荣则痛"。

治疗

○ 处方（图8-43~图8-46）

主穴：阿是穴（肘关节局部按压疼痛感最强的点）、曲池、手三里。

配穴：

（1）下臂前旋受限：下廉。

（2）下臂后旋受限：尺泽。

（3）肘内侧疼痛：少海。

（4）肘尖疼痛：天井。

手三里：在肘部，肘横纹下2寸、阳溪与曲池连线上。屈肘立掌，桡侧肘横纹头（即曲池穴）向前两拇指（阳溪穴与曲池穴的连线上）处即是本穴。

曲池：在肘区，尺泽与肱骨外上髁连线的中点凹陷处。

下廉：在前臂背面桡侧，当阳溪与曲池的连线上，肘横纹下4寸。

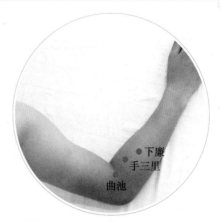

图 8-43　部分处方穴位的体表位置

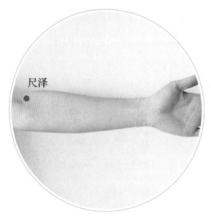

图 8-44　尺泽穴的体表位置

尺泽：在肘区，肘横纹上，肱二头肌腱桡侧缘凹陷中。

少海：屈肘举臂，在肘横纹内侧端与肱骨内上髁连线的中点处。

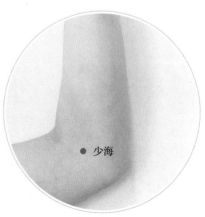

图 8-45　少海穴的体表位置

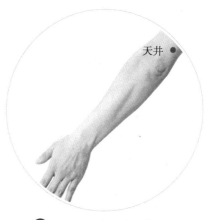

天井：在臂外侧，屈肘时，当肘尖直上1寸凹陷处。

图 8-46　天井穴的体表位置

操作

做好术前准备，选准穴位，常规消毒，采用 8# 一次性无菌埋线针，2-0# 羊肠线，线的长度为 0.5~1cm，注线法。拔针后用无菌干棉球按压针孔止血。14 天 1 次，3 次为 1 个疗程。

⚠ 注意事项

嘱患者尽量避免肘部剧烈活动，常用手压其穴位，保持心情愉快。

腰椎间盘突出症

概述

腰椎间盘突出症是腰椎间盘发生退行性改变，使纤维环破裂、髓核突出，刺激或压迫神经根而引起的以腰痛及下肢坐骨神经放射痛等症状为特征的腰腿疾患。属中医学"痹证""腰痛""腰腿痛"的范畴，是各种原因引起足太阳膀胱经或伴足少阳胆经的经气运行失调所导致的症状。

病因病机

　　本病的基本病机主要是经络痹阻，气血不荣，筋骨失养。因外受风寒湿邪，致使经络受阻，气血运行不畅；或因过度劳累，跌仆挫伤，经络痹阻；或因素体禀赋不足，久病体虚，致肾精耗伤，经脉失于濡养而出现腰痛、腰腿疼痛、麻木不仁。

治疗

◎ 处方（图 8-47~ 图 8-53）

　　主穴：阿是穴（腰部按压疼痛感强烈的点）、腰夹脊。

　　配穴：

　　（1）下肢足太阳膀胱经放射痛：承扶、殷门、承山。

　　（2）下肢足少阳胆经放射痛：环跳、风市、阳陵泉、悬钟。

　　（3）混合型：环跳、承山、阳陵泉、悬钟。

　　（4）辨证配穴：寒湿侵袭加腰阳关；血瘀痹阻加膈俞；肾气不足加肾俞、命门。

　　腰夹脊：在腰部，当第1腰椎至第5腰椎棘突下两侧，后正中线旁开0.5寸，每侧各5个穴位。

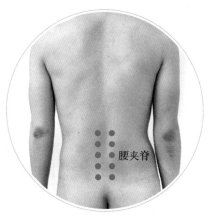

图 8-47　腰夹脊穴的体表位置

环跳：在臀外下部，股骨大转子高点与骶管裂孔连线的外 1/3 与内 2/3 的交点处。侧卧位，下面的腿伸直，医生以拇指指关节横纹、按在大转子头上，当拇指尖所指处即是本穴。

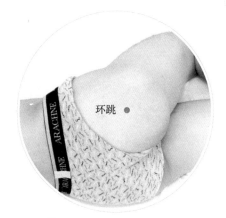

图 8-48　环跳穴的体表位置

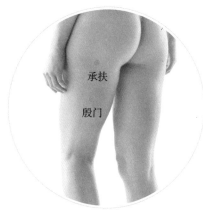

图 8-49　承扶、殷门穴的体表位置

承扶：在大腿后面，臀下横纹的中点。

殷门：在大腿后部，承扶与委中的连线上，承扶下 6 寸。

承山：在小腿后部，委中与昆仑之间，伸直小腿时腓肠肌下出现尖角凹陷处。

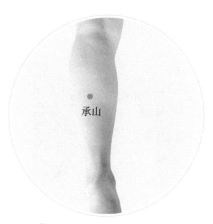

图 8-50　承山穴的体表位置

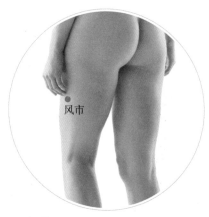

图 8-51　风市穴的体表位置

风市：在股部，髌底上 7 寸，直立垂手，掌心贴于大腿时，中指尖所指凹陷中，髂胫束后缘。

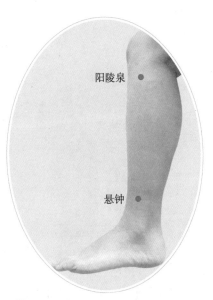

图 8-52　阳陵泉、悬钟穴的体表位置

阳陵泉：在小腿外侧，腓骨头前下方凹陷中。

悬钟：在小腿外侧部，外踝高点上 3 寸，腓骨前缘。由外踝尖直向上量四横指，当腓骨前缘处即是本穴。

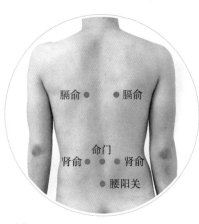

图 8-53　部分处方穴位的体表位置

膈俞：在脊柱区，第 7 胸椎棘突下，后正中线旁开 1.5 寸。

命门：在脊柱区，第 2 腰椎棘突下凹陷中，后正中线上。

肾俞：在脊柱区，第 2 腰椎棘突下，后正中线旁开 1.5 寸。

腰阳关：在腰部，当后正中线上，第 4 腰椎棘突下凹陷中。

操作

做好术前准备，选准穴位，常规消毒，采用 9# 一次性无菌埋线针，3-0# 羊肠线，线的长度为 0.5~1cm，注线法。穴位常规刺入 2.5cm，14 天 1 次，5 次为 1 个疗程。

⚠ 注意事项

嘱患者睡硬板床，加强腰背肌的锻炼，避免腰部过度屈曲或劳累、受风寒。

膝关节骨性关节炎

概述

膝关节骨性关节炎是多发于中老年人的常见病与多发病之一，一般表现为膝关节肿痛变形，膝关节内翻与外翻，伸屈不利，活动受限，起蹲困难，上下楼梯时疼痛加重，反复发作，时轻时重，严重时可出现膝关节腔内积液或韧带绞锁等现象。多为双侧膝关节同时或先后发病，或一侧轻一侧重，属于中医学"骨痹""膝痹"范畴。

病因病机

本病基本病因病机为本虚标实。人到中年后肝肾渐亏，肝虚则血不养筋，肾虚而髓减，筋骨均失养，不荣则痛；加之风寒湿邪乘虚侵袭，留驻关节，或跌仆损伤，长期劳损，导致经络痹阻，骨脉瘀滞，不通则痛。故肝肾亏虚是本病的发病基础，风寒湿邪及跌仆损伤为发病诱因。

治疗

🔘 **处方**（图 8-54 ~ 图 8-58）

主穴：阳陵泉、血海、鹤顶、梁丘。

配穴：

（1）肝肾亏虚：肾俞、肝俞、太溪。

（2）风寒湿邪侵袭：大椎、丰隆。

（3）经脉瘀滞：血海、行间。

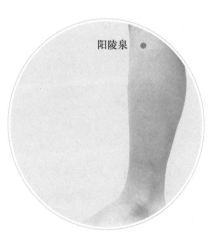

图 8-54　阳陵泉穴的体表位置

阳陵泉：在小腿外侧，腓骨头前下方凹陷中。

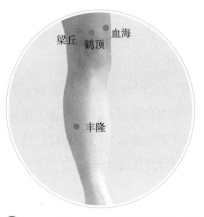

图 8-55　部分处方穴位的体表位置（1）

鹤顶：在膝上部，髌底的中点上方凹陷处。

梁丘：在大腿外侧部，髂前上棘与髌底外侧端的连线上，髌骨上缘上 2 寸。

血海：在股前部，髌底内侧端上 2 寸，股内侧肌隆起处。

丰隆：在小腿外侧，外踝尖上 8 寸，胫骨前嵴外缘；条口外侧一横指处。

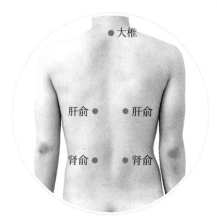

大椎：在脊柱区，第7颈椎棘突下凹陷中，后正中线上。

肝俞：在脊柱区，第9胸椎棘突下，后正中线旁开1.5寸。

肾俞：在脊柱区，第2腰椎棘突下，后正中线旁开1.5寸。

图8-56　部分处方穴位的体表位置（2）

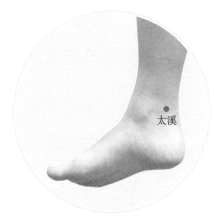

图8-57　太溪穴的体表位置

太溪：在足部，踝区，内踝尖与跟腱之间的凹陷中。

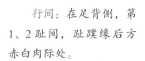

行间：在足背侧，第1、2趾间，趾蹼缘后方赤白肉际处。

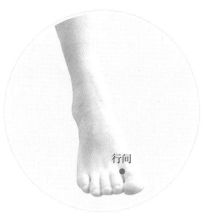

图8-58　行间穴的体表位置

操作

做好术前准备，选准穴位，常规消毒，采用9#一次性无菌埋线针，选用2-0#聚乙交酯-丙交酯医用可吸收缝线，线的长度为0.5~1cm，注线法。采用舒张进针法，使针尖垂直快速刺入皮下。阳陵泉、足三里均直刺2cm后注入线体；血海、梁丘针尖分别斜向上与皮肤夹角呈70°刺入1.5cm后注入线体；鹤顶针尖斜向上与皮肤夹角呈45°刺入抵达骨膜后，再后退2mm注入线体。

注意事项

嘱患者防止过度劳累，适当增加体育锻炼，改善关节稳定性，可对局部进行热敷，促进气血运行，缓解症状。

第九章 五官科病证

近　视

概述

　　近视是以视近清晰、视远模糊为特征的一种眼病。临床特点为近视力正常，远视力低于1.0，但能用凹凸镜矫正。目前对于近视治疗仍是世界的一大难题。其治疗方法可分为手术及非手术两种，但18岁以下，必须用非手术疗法。近视属中医学"能近怯远"范畴。

病因病机

　　本病病因之一为先天遗传；或因阅读及工作环境光线昏暗，书写、阅读体位不正，目标距眼不适当，持续近距离使用目力，竭视劳胆；或心阳不足，阳虚阴盛，目中神光不能发越于远处；或因肝肾两虚，目失濡养，故视近尚清，视远则模糊。

治疗

　　处方（图9-1～图9-8）

　　主穴：四白、太阳、风池、光明。

配穴：

（1）心阳不足：心俞、膈俞、内关、神门。

（2）肝肾亏虚：肝俞、肾俞、太冲、太溪。

四白：在面部，瞳孔直下，当眶下孔凹陷处。

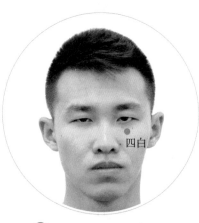

图9-1　四白穴的体表位置

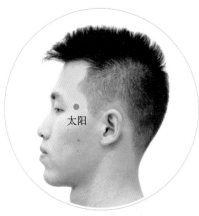

图9-2　太阳穴的体表位置

太阳：在头部，当眉梢与目外眦之间，向后约一横指的凹陷中。

风池：在颈部，颈后区，枕骨之下，胸锁乳突肌上端与斜方肌上端之间的凹陷中。

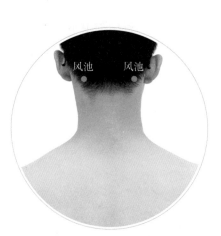

图9-3　风池穴的体表位置

光明：在小腿外侧部，外踝尖上5寸，腓骨前缘。

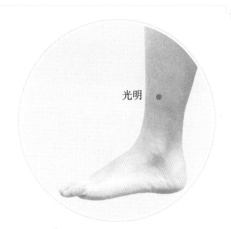

9-4　光明穴的体表位置

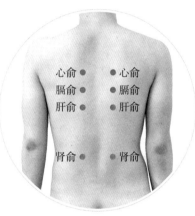

9-5　部分配穴的体表位置

心俞：在脊柱区，第5胸椎棘突下，后正中线旁开1.5寸。

膈俞：在脊柱区，第7胸椎棘突下，后正中线旁开1.5寸。

肝俞：在脊柱区，第9胸椎棘突下，后正中线旁开1.5寸。

肾俞：在脊柱区，第2腰椎棘突下，后正中线旁开1.5寸。

内关：在前臂前区，腕掌侧远端横纹上2寸，掌长肌腱与桡侧腕屈肌腱之间。

神门：在腕前区，腕掌侧远端横纹尺侧端，尺侧腕屈肌腱的桡侧缘。

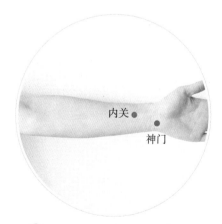

9-6　内关、神门穴的体表位置

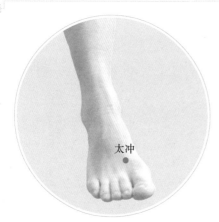

太冲：在足背，第1、2跖骨间，跖骨底结合部前方凹陷中，或触及动脉搏动。

图 9-7　太冲穴的体表位置

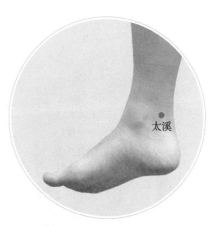

太溪：在足部，踝区，内踝尖与跟腱之间的凹陷中。

图 9-8　太溪穴的体表位置

操作

做好术前准备，选准穴位，常规消毒，采用 9# 一次性无菌埋线针，选用 2-0# 聚乙交酯－丙交酯医用可吸收缝线，线的长度为 0.5~2cm，注线法，拔针后用无菌干棉球按压针孔止血。四白、太阳、风池刺入 1.5cm，其他穴位常规刺入 3cm。14 天 1 次，5 次为 1 个疗程。

注意事项

嘱患者保持规律作息，睡眠要充分，以缓解眼部过劳状态；改善工作环境，照明光线应明暗适中；干燥季节或使用空调时，室内要保持一定的湿度，保持眼部湿润。

过敏性鼻炎

概述

过敏性鼻炎是临床的常见病，以突然而反复的鼻痒、鼻塞、喷嚏、鼻流清涕为主，属于中医学"鼻鼽""鼻渊"范畴。属于变态反应性鼻炎的一种，是由于鼻腔黏膜感受特异性过敏原（如冷空气、花粉、化学制剂等）的刺激所发生的过敏性症状。

病因病机

本病多因正气虚弱，卫表不固，腠理疏松，风寒之邪乘虚而入，犯及鼻窍，正邪相搏，肺气不畅，津液停聚，壅塞鼻窍，导致喷嚏、流清涕等。机体免疫功能异常是发病的重要因素。

治疗

○ 处方（图9-9～图9-11）

印堂、迎香、肺俞、大椎、足三里。

印堂：在头部，两眉毛内侧端中间的凹陷中。

迎香：在面部，鼻翼外缘中点旁，鼻唇沟中。

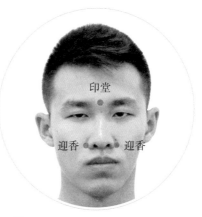

图 9-9　印堂、迎香穴的体表位置

187

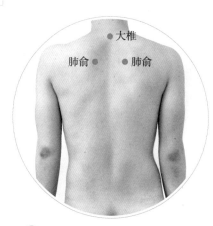

大椎：在脊柱区，第 7 颈椎棘突下陷中，后正中线上。

肺俞：在脊柱区，第 3 胸椎棘突下，后正中线旁开 1.5 寸。

图 9-10　大椎、肺俞穴的体表位置

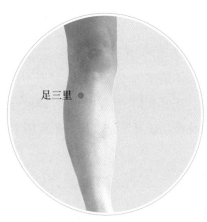

足三里：在小腿外侧，犊鼻下 3 寸，胫骨前嵴外一横指处，犊鼻与解溪连线上。

图 9-11　足三里穴的体表位置

◉ 操作

做好术前准备，选准穴位，常规消毒，采用 7# 一次性无菌埋线针，选用 2-0# 羊肠线，线的长度为 0.5~1cm，注线法，拔针后用无菌干棉球按压针孔止血。印堂向鼻尖刺入 2cm，迎香 45° 角进针，朝鼻尖方向进针 2cm，其他穴位常规刺入 2.5cm。14 天 1 次，2 次为 1 个疗程。

⚠ 注意事项

嘱患者保持规律生活，注意保暖，特别是季节交替时，衣着应适宜，避免受凉等冷空气刺激，尽量不要使用地毯、羽毛被褥，远离宠物。

耳鸣耳聋

概述

耳鸣，指患者自觉耳内有鸣响的感觉，而实际周围环境中并无相应的声源，是一种病因十分复杂的，但临床上极为常见的症状，通常伴有烦躁、睡眠困难、注意力不集中等症状，严重者可影响工作、娱乐和社会交往。耳聋则是听力不同程度地减退，甚至完全丧失。中医对耳鸣的轻者称"聊啾"，严重者称"啸"；对耳聋轻者称"重听"，重者称为"耳聋"。

病因病机

本病主要因外感、脏腑内伤或治疗失当，导致脾胃虚弱，精气不足，耳窍失养；清阳不升，浊阴不降，耳窍闭塞；阴火上乘，耳窍受困，发为耳鸣，日久转变为耳聋；或肾气通于耳，所谓"肾和则耳能闻五音矣"，肾之精气亏损则致虚闭耳聋。

治疗

处方（图 9-12~ 图 9-18）

主穴：耳门、听宫、听会、翳风。

配穴：

（1）风邪外袭：风池、内关。

（2）肝胆火盛：太冲、丘墟。

（3）痰郁化火：丰隆。

（4）脾胃虚弱：足三里、脾俞。

（5）肝肾亏虚：肾俞、肝俞、太溪、照海。

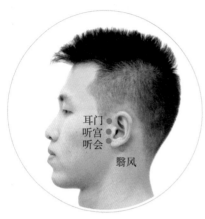

图9-12　主穴的体表位置

耳门：在面部，耳屏上切迹的前方，下颌骨髁状突的后缘，张口时呈凹陷处。

听宫：在面部，耳屏前，下颌骨髁状突的后方，张口时呈凹陷处。

听会：在面部，当耳屏间切迹的前方，下颌骨髁状突的后缘，张口有凹陷处。

翳风：在颈部，耳垂后方，乳突下端前方凹陷中。

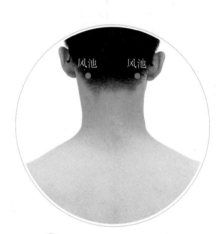

图9-13　风池穴的体表位置

风池：在颈部，颈后区，枕骨之下，胸锁乳突肌上端与斜方肌上端之间的凹陷中。

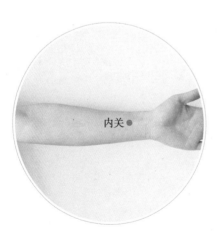

图9-14　内关穴的体表位置

内关：在前臂前区，腕掌侧远端横纹上2寸，掌长肌腱与桡侧腕屈肌腱之间。

足三里：在小腿外侧，犊鼻下3寸，胫骨前嵴外一横指处，犊鼻与解溪连线上。

丰隆：在小腿外侧，外踝尖上8寸，胫骨前嵴外缘。条口外侧一横指处。

太冲：在足背，第1、2跖骨间，跖骨底结合部前方凹陷中，或触及动脉搏动。

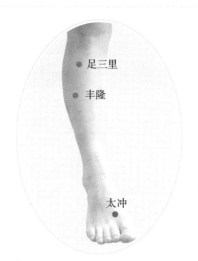

图 9-15 部分配穴的体表位置（1）

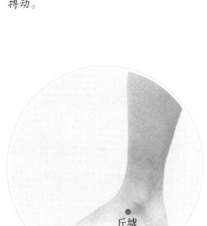

图 9-16 丘墟穴的体表位置

丘墟：在踝区，外踝的前下方，趾长伸肌腱的外侧凹陷中。

肝俞：在脊柱区，第9胸椎棘突下，后正中线旁开1.5寸。

脾俞：在脊柱区，第11胸椎棘突下，后正中线旁开1.5寸。

肾俞：在脊柱区，第2腰椎棘突下，后正中线旁开1.5寸。

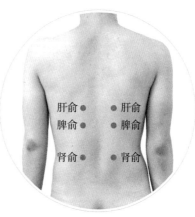

图 9-17 部分配穴的体表位置（2）

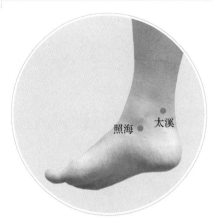

太溪：在足部，踝区，内踝尖与跟腱之间的凹陷中。

照海：在足部，踝区，内踝尖下1寸，内踝下缘边际凹陷中。

图 9-18　太溪、照海穴的体表位置

⊛ 操作

做好术前准备，选准穴位，常规消毒，采用7#一次性无菌埋线针，选用3-0#羊肠线，线的长度为0.5~1cm，注线法。达到所需的深度，不使用任何补泻手法，将可吸收性外科缝线埋植在穴位上，用干棉球按压10分钟。耳门、听宫、听会需张口取穴，其他穴位常规刺入2.5cm。14天1次，耳鸣患者3次为1个疗程，耳聋患者5次为1个疗程。

⚠ 注意事项

嘱患者生活要有规律，避免劳倦，调节情志，保持耳道清洁。

第十章 其他病证

肥 胖

 概述

　　肥胖是一种常见的营养失衡性疾病，是人体摄入过多的热量后，在体内转变为脂肪，蓄积过多或分布异常致使体重增加的一种疾病。随着经济的发展，人们生活水平的提高，高热量、高脂肪饮食增加，运动减少，使肥胖的人群越来越多，肥胖并不单纯是体型变化影响美观，还会增加相关疾病的发病，如高血压、冠心病、脑动脉硬化、糖尿病等。

病因病机

　　肥胖主要因多吃、贪睡、少动。饮食不节，过食膏粱厚味；或脾胃不足，情志所伤导致脏腑功能失调，脾胃运化功能失司，水湿内停，聚湿成痰，壅积于体内而发生肥胖。

治疗

　　○ 处方（图 10-1～图 10-3）

　　　　主穴：中脘、天枢、关元、水道、带脉、丰隆。
　　　　配穴：腹部、大腿、上臂、臀部脂肪容易积累处。

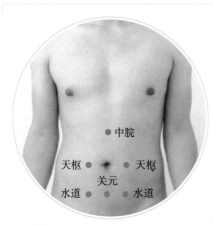

中脘：在上腹部，脐中上 4 寸，前正中线上。

天枢：在腹部，横平脐中，前正中线旁开 2 寸。

关元：在下腹部，脐中下 3 寸，前正中线上。

水道：在下腹部，脐中下 3 寸，前正中线旁开 2 寸。

图 10-1　部分主穴的体表位置

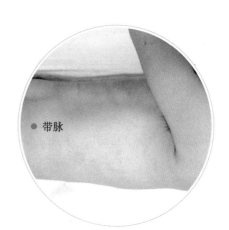

带脉：在侧腹部，当第 11 肋骨游离端下方垂线与脐水平线的交点上。

图 10-2　带脉穴的体表位置

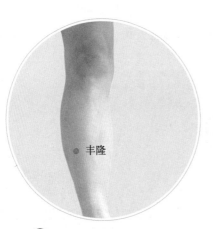

丰隆：在小腿外侧，外踝尖上 8 寸，胫骨前嵴外缘；条口外侧一横指处。

图 10-3　丰隆穴的体表位置

○ 操作

做好术前准备，选准穴位，常规消毒，采用 9# 一次性无菌埋线针，选用 2-0# 羊肠线，线的长度为 0.5~1cm 和 2~3cm，注线法，达到所需的深度后，采用提插手法使穴位得气后，将可吸收性外科缝线埋于皮肤肌肉中，出针后用干棉球按压 5 分钟。患者腹部、大腿、上臂、臀部脂肪聚积出应深刺。14 天 1 次，2 次为 1 个疗程。

⚠ 注意事项

嘱患者适当调控饮食，坚持运动，切忌熬夜和过度睡眠。

甲状腺功能亢进症

概述

甲状腺功能亢进症，简称甲亢，指甲状腺呈现高功能状态的一组疾病，其共同特征为甲状腺激素分泌增加导致高代谢和基础代谢增加，从而交感神经系统的兴奋性增加。以颈前喉结两侧肿大结块，不痛不溃，逐渐增大，缠绵难消为临床特点。本病中医学属于"瘿病"，可发生于任何年龄，但以青年女性多见，其发病原因与遗传因素、自身免疫、环境因素等有关。随着我国经济的迅速增长，社会竞争激烈，家庭及工作压力的不断增大，本病在我国的发病率有逐年增高趋势。

病因病机

本病主要与居住地区饮水水质过偏，损伤脾胃，湿聚成痰；或患者长期情志不畅，所愿不遂，久郁不解；或素体阴虚，炼液成痰，痰气交阻，久则血循不畅，气、痰、瘀壅结颈前而成瘿肿。

治疗

◎ 处方（图 10-4~图 10-9）

主穴：喉结旁开 0.1 寸，避开颈部大血管，左右各选取一个点（此穴位为局部经验穴，较危险，需在医生指导下进行）；三阴交、内关、肝俞、太溪、照海。

配穴：

（1）气滞痰凝：太冲。

（2）阴虚：关元、三阴交。

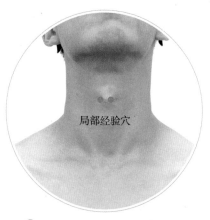

图 10-4　局部经验穴的体表位置

三阴交：在小腿内侧，内踝尖上 3 寸，胫骨内侧缘后际。

太溪：在足部，踝区，内踝尖与跟腱之间的凹陷中。

照海：在足部，踝区，内踝尖下 1 寸，内踝下缘边际凹陷中。

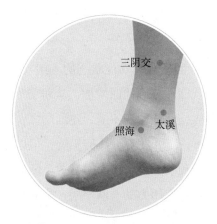

图 10-5　部分主穴的体表位置

内关：在前臂前区，腕掌侧远端横纹上 2 寸，掌长肌腱与桡侧腕屈肌腱之间。

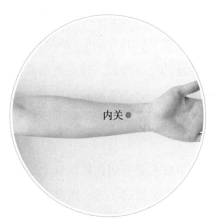

图 10-6　内关穴的体表位置

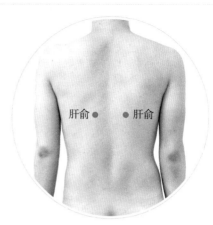

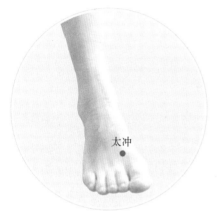

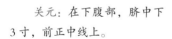

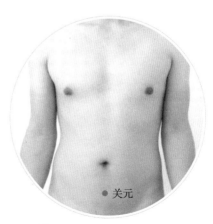

肝俞：在脊柱区，第9胸椎棘突下，后正中线旁开1.5寸。

图10-7　肝俞穴的体表位置

太冲：在足背，第1、2跖骨间，跖骨底结合部前方凹陷中，或触及动脉搏动。

图10-8　太冲穴的体表位置

关元：在下腹部，脐中下3寸，前正中线上。

图10-9　关元穴的体表位置

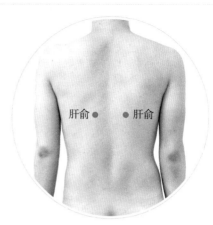

🌸 **操作**

做好术前准备，选准穴位，常规消毒，采用 7# 一次性无菌埋线针，选用 2-0# 羊肠线，线的长度为 0.5~1cm，注线法，拔针后用无菌干棉球按压针孔止血。甲状腺旁开处刺入 1cm，其他穴位常规刺入 2.5cm。14 天 1 次，5 次为 1 个疗程。

⚠️ **注意事项**

嘱患者保持心情舒畅，多休息，在本病流行地区，除改善饮用水外，应食用含碘盐，多吃海带、紫菜等含碘的食物。

抑郁症

概述

抑郁症是一种以情绪低落、思维缓慢，及言语动作减少、迟缓为主要特点的情感障碍性精神疾病。以抑郁善忧、情绪不宁、胸胁及脘腹胀闷疼痛，或善怒易哭为主要临床特点，并伴有食欲降低、性欲减退、睡眠障碍等症状。属于中医学的"郁证""癫证"范畴。

病因病机

抑郁症主要因情志不舒，气机郁结，导致肝失疏泄、气机逆乱；或气郁化火，炼津为痰，郁滞为患；或脾虚运化失常，肾阳虚不能上济心火，虚火妄动，心神不宁。

治疗

处方（图 10-10~ 图 10-16 ）

主穴：百会、神门、肺俞、心俞、肝俞、脾俞、肾俞。

配穴：

（1）肝气郁结：行间、太冲。

（2）气郁化火：内庭、行间。

（3）忧郁伤神：通里。

（4）心脾两虚：丰隆、足三里。

（5）阴虚火旺：三阴交、太溪。

百会：在头部，前发际正中直上 5 寸。

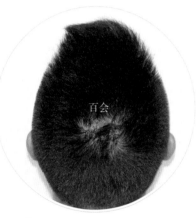

图 10-10　百会穴的体表位置

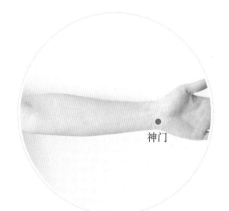

图 10-11　神门穴的体表位置

神门：在腕前区，腕掌侧远端横纹尺侧端，尺侧腕屈肌腱的桡侧缘。

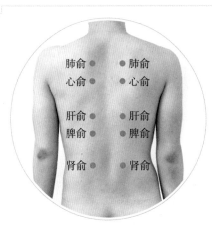

图 10-12 部分主穴的体表位置

肺俞：在脊柱区，第 3 胸椎棘突下，后正中线旁开 1.5 寸。

心俞：在脊柱区，第 5 胸椎棘突下，后正中线旁开 1.5 寸。

肝俞：在脊柱区，第 9 胸椎棘突下，后正中线旁开 1.5 寸。

脾俞：在脊柱区，第 11 胸椎棘突下，后正中线旁开 1.5 寸。

肾俞：在脊柱区，第 2 腰椎棘突下，后正中线旁开 1.5 寸。

行间：在足背侧，第 1、2 趾间，趾蹼缘后方赤白肉际处。

太冲：在足背，第 1、2 跖骨间，跖骨底结合部前方凹陷中，或触及动脉搏动。

内庭：在足部，足背第 2、3 趾间，趾蹼缘后方赤白肉际处。

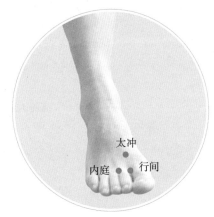

图 10-13 部分配穴的体表位置

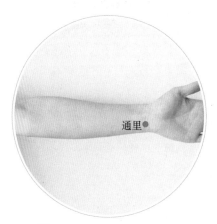

图 10-14 通里穴的体表位置

通里：在前臂前区，腕掌侧远端横纹上 1.5 寸，尺侧腕屈肌腱的桡侧缘。

足三里：在小腿外侧，犊鼻下 3 寸，胫骨前嵴外一横指处，犊鼻与解溪连线上。

丰隆：在小腿外侧，外踝尖上 8 寸，胫骨前嵴外缘。条口外侧一横指处。

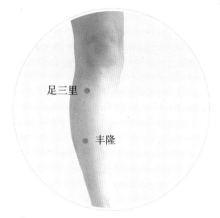

图 10-15　足三里、丰隆穴的体表位置

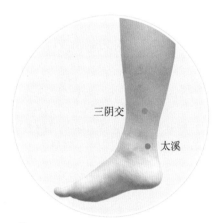

图 10-16　三阴交、太溪穴的体表位置

三阴交：在小腿内侧，内踝尖上 3 寸，胫骨内侧缘后际。

太溪：在足部，踝区，内踝尖与跟腱之间的凹陷中。

操作

做好术前准备，选准穴位，常规消毒，采用 9# 一次性无菌埋线针，选用 2-0# 羊肠线，线的长度为 0.5~2cm 和 2~3cm，注线法，拔针后用无菌干棉球按压针孔止血。百会向后侧平刺 2cm，神门向上斜刺 1cm，背俞穴向脊柱刺，其余穴位常规刺入 2.5cm，埋入 2.0cm 长度线，14 天 1 次，5 次为 1 个疗程。

⚠ 注意事项

在治疗时要给予患者鼓励，让患者树立信心，嘱病人积极乐观地面对生活。

附　录

常用穴位治疗病症

	腧穴名称	治疗病症
B	百会	脂溢性脱发
C	承浆	慢性唇炎
	次髎	痛经
	攒竹	皱纹、黑眼圈
D	大椎	颈椎病、酒渣鼻、雀斑
	大肠俞	腰椎间盘突出症、便秘
	膻中	哮喘
	胆俞	胆石症、膝关节骨性关节炎、高血压
	地仓	酒渣鼻、皱纹
	定喘	哮喘
F	肺俞	过敏性鼻炎、酒渣鼻、荨麻疹、哮喘
	丰隆	失眠
	风池	近视、脂溢性脱发、荨麻疹、肩周炎
	风市	腰椎间盘突出症
	腹结	便秘
	复溜	失眠
G	肝俞	高血压、胆石症、近视、酒渣鼻、皱纹、白癜风、抑郁症、面肌痉挛
	膈俞	酒渣鼻、白癜风、荨麻疹
	关元	慢性前列腺炎、遗尿
	光明	近视、多形红斑

腧穴名称		治疗病症
H	合谷	偏头痛、三叉神经痛、过敏性鼻炎、慢性唇炎、酒渣鼻、黑眼圈、脂溢性皮炎、荨麻疹、多形红斑、抑郁症
J	颈夹脊	颈椎病
	肩前	肩周炎
	肩贞	肩周炎
	肩外俞	肩周炎
	肩中俞	颈椎病
	肩井	肩周炎
	肩髃	肩周炎
	肩髎	肩周炎
	建里	胃痛
K	口禾髎	皱纹
L	廉泉	慢性咽炎
M	命门	慢性前列腺炎
N	内关	失眠、胃痛、慢性唇炎、晕动病
	内庭	慢性唇炎、酒渣鼻、脂溢性脱发
P	膀胱俞	遗尿
	脾俞	面肌痉挛、失眠、哮喘、胆石症、近视、酒渣鼻、皱纹
Q	曲池	肩周炎、黑眼圈、酒渣鼻、雀斑、脂溢性皮炎、白癜风、荨麻疹、多形红斑
	颧髎	面肌痉挛、皱纹、雀斑
S	三阴交	失眠、胃痛、高血压、痛经、遗尿、慢性唇炎、皱纹、黑眼圈、雀斑、脂溢性皮炎、白癜风、荨麻疹
	上巨虚	泄泻、便秘、多形红斑
	神门	失眠、慢性唇炎、戒烟、抑郁症

腧穴名称		治疗病症
S	肾俞	腰椎间盘突出症、膝关节骨性关节炎、面肌痉挛、哮喘、慢性前列腺炎、遗尿、近视、皱纹、白癜风
	四白	面积痉挛、三叉神经痛
T	太溪	失眠、遗尿、慢性咽炎、黑眼圈、雀斑、脂溢性皮炎、白癜风
	太冲	神经性头痛、失眠、酒渣鼻、黑眼圈、雀斑、白癜风、抑郁症
	太阳	偏头痛、神经性头痛、皱纹、黑眼圈、雀斑
	天宗	肩周炎
	天枢	泄泻、便秘
	瞳子髎	偏头痛、面肌痉挛、皱纹
	头维	脂溢性脱发
W	外关	失眠、胆石症、偏头痛、多形红斑
	委中	腰椎间盘突出症
	胃俞	胆石症、酒渣鼻
X	心俞	膝关节骨性关节炎、失眠、近视、抑郁症
	血海	肩周炎、痛经、慢性咽炎、慢性唇炎、酒渣鼻、皱纹、黑眼圈、脂溢性脱发、脂溢性皮炎、白癜风、荨麻疹
	悬颅	神经性头痛
Y	阳白	三叉神经痛、面肌痉挛、皱纹、黑眼圈、雀斑
	阳陵泉	腰椎间盘突出症、胆石症
	阳溪	戒烟
	腰阳关	腰椎间盘突出症
	翳风	三叉神经痛、近视、晕动病
	阴陵泉	失眠、过敏性鼻炎、慢性唇炎、黑眼圈、脂溢性皮炎
	印堂	酒渣鼻、皱纹
	迎香	过敏性鼻炎、酒渣鼻、皱纹

腧穴名称		治疗病症
Z	照海	黑眼圈、慢性咽炎
	支沟	便秘
	至阴	近视
	秩边	腰椎间盘突出症
	中脘	胃痛
	中极	遗尿
	中髎	慢性前列腺炎
	足三里	肩周炎、胃痛、泄泻、近视、慢性唇炎、皱纹、黑眼圈、雀斑、脂溢性脱发、脂溢性皮炎、白癜风、荨麻疹、多形红斑